틈새상식의
충격

초판 1쇄 인쇄일 2015년 03월 13일
초판 1쇄 발행일 2015년 03월 19일

지 은 이 양한수
펴 낸 이 김양수
편집·디자인 송다희
교   정 한지연

펴낸곳 도서 출판 맑은샘
출판등록 제2012-000035
주소 경기도 고양시 일산서구 중앙로 1456(주엽동) 서현프라자 604호
대표전화 031.906.5006 팩스 031.906.5079
이메일 okbook1234@naver.com
홈페이지 www.booksam.co.kr

ISBN 979-11-5778-019-8 (03510)

「이 도서의 국립중앙도서관 출판시도서목록(CIP)은 서지정보유통지원
시스템 홈페이지(http://seoji.nl.go.kr)와 국가자료공동목록시스템
(http://www.nl.go.kr/kolisnet)에서 이용하실 수 있습니다.(CIP
제어번호: CIP2015008337)」

틈새상식의
충격

양한수 지음

도서출판 맑은샘

머ㅣ리ㅣ말

감기는 "열" 치료로 "끝"

치아, 구강질병은 닦으면 "끝"

이보다 더 혁신적인 것은 없다. 방법이 문제다.

박사, 교수 명찰을 목에 걸고 앵앵거리는 "물" 과 "미네랄"

실체를 알면 "충격"

이런 것을 천 년의 "혁신 또는 충격"이라고 하지요!.

돈이 들지 않는 "틈새상식의 국민과학"

우리는 과학이란 이름에 존경과 경의를 보내고 또한 그 거만함에 기를 못 쓰고 움츠리는 것이 현실이고 보면 과학은 과연 위대한 것은 사실이다.

하지만, 과학이 만능은 아니다.

특히 인체에 관한 것은 아는 것 보다 모르는 것이 더 많고 알고 있는 것도 잘못된 것이 많기 때문이다.

우리는 인체 의학에는 맹신적이고 무조건적인 생각에 많이 기우려져 있다.

좋은 일이지만 때로는 치명적인 손상도 감내 해야 한다.

이런 점에서 가끔은 상식의 틀에서 자신의 중용(中庸)의 잣대를 들이대고 과감하게 벗어날 수 있다면 평소 잘 보지 않던 작은 열쇠구멍이나 틈새 사이로 더 크고 더 넓은 사물을 볼 수 있듯이 상식의 등잔 밑에 잊혀지고 숨겨져 있던 새로운 가능성의 보석을 발견 한 것이 첨단 과학을 능가하는 놀랍고 기이한 일도 있다.

수천 년 동안 인류를 괴롭히는 "감기"와 구강질병의 "암적 존재물인 치석"을 작은 열쇠 구멍이나 등잔 밑에 숨겨져 "시답잖게" 생각하던 틈새 상식이 알고 보니 첨단 의학을 능가하는 것이라면 놀라운 일이 아닐 수 없다

본서는 수천 년 동안 과학도 의학도 그 누구도 해결하지 못하고 백기를 든 "감기"를 세계 모든 사람들 그 누구도 "시답잖게" 생각하던 틈새 상식으로 깨끗하게 해결하였다.

이 방법은 처음 1965년 노벨 의학상을 받은 "안뜨레루오프"가 고안한 "비강 고온증기치료" 실험에서 감기 바이러스는 43도에 죽는다는 것을 증명하였고 임상 실험에서 상당한 효과를 보았다고 보고하였다.

하지만 의료계는 이 방법을 더 이상 개발하지 않았다.

현대의학은 돈이 되지 않는 것은 아무리 좋은 것이라도 개발하지 않는다.

그리고 현재도 돈이 안 드는 의료는 하나도 없다.

이것을 상업적 의학, 의학적 상업이라고 한다.

히포크라테스 선서 믿음에 배신감이 든다

본서는 지금까지 감기약이 왜 없고 앞으로 영원히 없을 것이라는 이유와 노벨 의학상을 받은 "안뜨레루오프"의 증기치료법을 더 이상 개발하지 않을 것이라는 사실을 유추 분석해본다.
본서는 그 누구도 치료하지 못한 감기를 약이 아닌 "백치"라는 물리적 방법으로 감기를 1-2 시간 안에 100% 치료하는 방법도 소개한다.

아울러 구강질병의 대부분은 치태, 치석, 충치, 풍치로 이어지면서 나타나는 질병으로써 그 질병의 중앙에는 치석이 암적 존재로 자리하고 있다.
하지만, 생물같이 자라는 치석은 병원이 아니면 제거불능이라는 것이 정론이다.
본서는 구강질병의 암적 존재물인 치석을 대부분의 사람들이 "시답잖게" 생각하던 틈새상식으로 집에서 돈 한 푼 들이지 않고 본인 스스로 깨끗하게 제거한다면 놀라운 일이 아닐 수 없다.

그리고 알게 모르게 상식으로 굳어진 먹는 물과 먹는 물속의 미네랄에 대한 감추어진 진실과 상업적, 실체의 문제점들도 지적한다.

감기를 돈 한 푼 들이지 않고 1, 2시간 안에 해결하고 구강질병의 암적 존재물인 치석을 본인 스스로 깨끗이 해결하고 먹는 물과 먹는 물속의 미네랄에 대한 실상을 알게 된다면 건강의 새로운 이정표가 될 것이다.

평소 "시답잖게" 생각하던 틈새상식이 놀라운 충격으로 그 진가를 알릴 것입니다.

히포크라테스의 상실된 믿음이 살아난다.

본서는 1, 2, 3, 4 부 및 "부록"으로 되어 있다.

양한수(楊漢洙) 지음

contents

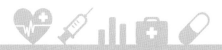

Chapter 02 "물" 생존의 중심 동력

contents

Chapter 03 구강보건 "충격 / 혁신"

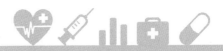

Chapter 04 미네랄의 거짓과 진실

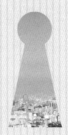

감기치료
"충격 / 혁신"

"감기"돈 안 드는 의료 행위는 없다
감기 바이러스는 43도가 치명적이다
열 치료"백치"는 돈이 들지 않는다
이것은 혁신이고 충격적인 사실이다

감기치료
"충격 / 혁신"

감기(感氣, common cold)란?

상기도(上氣道)에서 시작되는 바이러스 감염에 의한 질병

이 문제에 권위 있는 한 의사는 감기는 상기도(上氣道) 내에 국부적 증세를 보이고 코에 오는 증세가 뚜렷하며 잠정적이고 가벼운 병이라고 설명한다.

바꾸어 말하면 감기는 오래가지 않으며 일반적으로 그렇게 염려스러운 것이 아니다.

목이 아프고 코가 막히거나 콧물이 흐르는 등 코에 이상징후가 생긴다.

재채기나 기침이 나고 두통이 생겨 안정감이 없으며 때로는 열이 약간 있는 여러 가지 증세가 있다.

남자보다는 여자들이 감기에 더 잘 걸린다.

바이러스란?

감기를 일으키는 바이러스는 200종이 넘는다.

전문적인 지식 없이는 그것이 굉장히 작다는 것 외에는 박테리아와 다를 게 없어 보인다.

사실 대부분의 바이러스는 너무나 작으므로 10,000배 이상의 확대 비율을 가진 전자 현미경의 도움 없이는 보이지 않는다.

바이러스가 박테리아와 다른 점은 기생한다는 점에 있고, 바이러스는 살아있는 세포에서만 주인인 양 살아간다.

바이러스가 세포 속에 들어가면 세포 자체의 정상 기능을 멈추게 하고 다른 바이러스 개체를 생산하다가 세포가 터지면 그 바이러스는 다른 세포를 공격하기 위해 흘러나온다.

바이러스의 뜻은 라틴어 및 독일어로는 비루스(virus)이고 북한에서도 비루스라 하는데, 비루스는 독(毒)을 의미한다.

바이러스는 아무도 보지 못했다.

일반 감기를 일으키는 병의 원인이라고 알려지기 전 바이러스는 소아마비, 홍역 및 독감과 같은 질병을 일으키는 것이라고 알려졌었다.

현재 알려진 사실은 일반 감기의 원인이 되는 바이러스는 수백 종 이상에 달하며 그중 가장 널리 알려진 것은 리노바이러스 이다. 하지만 식물계에는 우호적인 바이러스가 있으며 여러 가지 식물들의 어떤 특성을 갖게 한다고 여겨진다.

감염 요인들

저명한 영국의 연구가들에 의하면 상당히 많은 경우에 있어 바이러스 단독으로 일반감기를 일으키지는 않는다고 한다. 보통은 다른 요인이 결부되는데 예를 들면 의사와 간호사 들은 아침부터 밤까지 낮이나 밤이나 감기 바이러스에 노출되어 있겠지만 감기에 걸리지 않는다.

이것은 단지 감기 바이러스에 노출되어 있다고 해서 반드시 감기에 걸리는 것이 아님을 지적해준다.

대개는 신체의 세포를 바이러스에 감염되기 쉽게 만드는 무엇인가가 있다.

사실 몇 가지 요인들이 관련되어 있다.

즉 공기 오염, 따뜻한 날씨가 추워지고 건조하다가 습해지는 급작스러운 기후의 변화, 신체적 피로와 수면 부족이 그 요인들이다.

또한, 정서적 혼란과 무절제한 식사로 인한 허약 상태와 같은 것들이다.

한 외과 의사가 말하기를 자신을 허약하게 만들 때만 바이러스가 그의 저항력을 넘어선다고 한다.

그러므로 자신을 허약하게만 하지 않는다면 주위에 재채기나 기침을 하는 사람이 있어도 두려워할 필요가 없다.

그러나 당신이 감기에 걸렸을 때 당신과 함께 다른 사람이 있다면 주의할 점이 있다.

그들이 허약한 상태이거나 감염될 가능성이 있고 감기에 걸릴 것을 두려워한다면 조심하는 것이 최선이다.

미국의 유명한 한 영양학자는 특히 감기의 원인으로 식사가 많은 관련이 있다고 한다.

그가 주장하기를 "설탕이나 함수탄소, 단백질과 같이 영양가가 풍부한 음식을 너무 많이 먹는 사람들에게서 감기가 더욱 흔하고 또 다른 의사는 과일, 채소, 정제 안 된 곡물로 만든 것과 같은 식품을 충분히 먹지 않는 데 감기의 원인이 있다."고 한다.

의료 문제에 대한 평판 있는 저술가도 "감기는 주로 초콜릿이나 사탕을 먹는 데 기인한다."고 주장하고 있다.

그것은 목 점막을 자극하여 일반 감기를 일으킬 수 있는 어떠한 바이러스에게라도 공기 전염으로 감염될 수 있게 한다고 한다.

이러한 이유로 그는 주요 병 원인이 리노바이러스(비강바이러스)보다는 믹소바이러스(점막바이러스) 때문이라고 하며, 일반적으로 그렇다.

감기, 역사적 사실

역사상 생명을 가장 많이 앗아간 질병

1918년과 1919년에 있었던 독감은 역사 기록에 남은 것으로는 지구 상에서 가장 심한 감기였다.

이 무시무시한 독감은 거의 전 지역을 휩쓸었다.

비교적 짧은 기간에 이 독감은 1차 세계 대전보다도 더 많은 생명을 앗아갔다.

1918년 봄에 독감이 처음 발생하였다.

그 독감은 증세가 가볍게 약 3일 동안 계속되었다.

그러나 그해 가을에 사망률이 높은 독감이 나타났다.

어떤 사람들은 그 독감이 스페인에서 시작하였다고 생각하여 스페인 감기라는 이름을 붙였다.

스페인의 마드리드는 1918년 5월에 독감으로 큰 타격을 받았다.

그러나 중국과 미국에서도 1918년 3월에 독감이 있었다.

사실상 그 독감이 어디서 어떻게 발생하였는지를 정확히 아는 사람은 아무도 없다.

치사율이 높은 그 독감이 미국에서 맨 처음 시작된 곳은 보스턴이라고 생각된다.

그 독감은 수일 내에 동해안에 급속히 번져서 거의 동시에 전국 군사 진지를 휩쓸었다.

일리노이스 주의 로크포드에 위치한 캠프 그랜트 기지는 심한 타격을 받아 10,000명이 병석에 들어 누웠으며 24시간 이내에 군인 115명이 죽었다.

이 수는 미국인 병사가 1차 세계 대전에서 하루에 전사한 최고 숫자와 대등한 수이다.

가장 심한 피해를 본 주는 펜실베니아 주로서 30만 이상이 독감에 걸려 2주일도 못되어 10,000명이 죽었다.

필라델피아에서는 수용 능력이 36명밖에 안 되는 시체 보관소에 200구의 시체가 쌓였다.

시체실과 복도에 시체가 3중 4중으로 쌓였다.

대부분 시체는 향을 뿌리지 않았기 때문에 냉방장치가 안 된 시체실에는 냄새가 코를 찔렀다.

도시에는 갑자기 관(棺)이 부족하여 전차 노선 수선소가 관공장으로 변경되었다.

그 독감은 전 세계 방방곡곡에 퍼졌다.

영국의 식민지 관리자 중 한 사람은 "중앙아프리카 지역에서 300~500세대가 사는 한 부락이 독감으로 전멸된 것을 보았다."는 보도를 하였다.

숲이 자라서 다시 정글로 변해가고 있더라는 것이다.

북부 페르시아로부터 들어온 보도로는 "생존자가 한 명도 없는 부락이 많았다."고 한다.

알래스카의 에스키모 부락은 사람들이 심지어 어린아이까지도 완전히 멸절된 곳이 많았다.

태평양 상의 여러 섬에도 독감은 번졌다.

15일 만에 4,500명이 죽은 타히티에서는 불이 꺼질 줄 모르는 시체 소각장에 시체들이 계속 쌓였다.

세계적인 이 질병을 모면한 곳은 전 세계에서 두 곳뿐이라고 하는데 130㎢도 못 되는 남대서양상의 센트헬레나라는 섬과 인도양에 있는 모리시어스라고 하는 조그마한 섬이다.

감기 희생자 수

이 감기로 20,000,000~27,000,000으로 추산되는 엄청난 수의 사망자가 발생했다.

미국의 저명한 세균학자 에드윈은 오한 타격을 받아 10,000명이 병석에 들어 누웠으며 24시간 이내에 군인 115명이 죽었다고 전한다.

이 수는 미국인 병사가 1차 세계 대전에서 하루에 전사한 최고 숫자와 대등한 수이다.

가장 심한 피해를 본 주는 펜실베이니아 주로서 30만 이상이 독감에 걸려 2주일도 못되어 10,000명이 죽었다.

필라델피아에서는 수용 능력이 36명밖에 안 되는 시체 보관소에 200구의 시체가 쌓였다.

시체실과 복도에 시체가 3중 4중으로 쌓였다.

시체 대부분은 향을 뿌리지 않았기 때문에 냉방장치가 안 된 시체실에는 냄새가 코를 찔렀다.

도시에는 갑자기 관(棺)이 부족하여 전차 노선 수선소가 관공장으로 변경되었다.

그 독감은 전 세계 방방곡곡에 퍼졌다.

영국의 식민지 관리 자 중 한 사람은 "중앙아프리카 지역에서 300~500세대가 사는 한 부락이 독감으로 전멸된 것을 보았다."는 보도를 하였다.

숲이 자라서 다시 정글로 변해가고 있더라는 것이다.

북부 페르시아로부터 들어온 보도에 의하면 "생존자가 한 명도 없는 부락이 많았다."고 한다.

알래스카의 에스키모 부락은 사람들이 심지어 어린아이까지도 완전히 멸절된 곳이 많았다.

태평양 상의 여러 섬에도 독감은 번졌다.

15일 만에 4,500명이 죽은 타히티에서는 불이 꺼질 줄 모르는 시체 소각장에 시체들이 계속 쌓였다.

세계적인 이 질병을 모면한 곳은 전 세계에서 두 곳뿐이라고 하는데 130㎢도 못 되는 남대서양상의 센트헬레나 섬과 인도양에 있는 모리시어스라고 하는 조그마한 섬이다.

감기 퇴치 연구 사례

영국의 감기 연구소에서는 10년에 걸쳐 500만 파운드(미화로 800만 달러)를 들여 연구한 후 결국 패배를 인정하였다. 감기를 일으키는 바이러스는 200종이 넘는데도 한 가지 감기 치료제를 찾아내려고 하는 것은 마치 홍역과 수두와 볼거리와 풍진을 단 한 번에 치료하려고 하는 것과 같다고 영국 카디프의 웨일스 대학교 감기 연구소 소장 로널드 에클스 교수는 말한다.

그는 이렇게 덧붙인다. "앞으로 모든 바이러스를 박멸할 수 있는 치료제는 나올 것 같지 않다.

우리로서는 기껏해야 지금보다 더 나빠지지 않기를 바라는 수밖에는 달리 방법이 없다고 생각된다."

영국 솔즈베리의 감기 연구소는 감기 치료법을 찾기 위한 44년간의 헛된 탐구를 끝내면서 지난여름에 문을 닫았다. 감기 치료법을 찾는 일은 한때 생각한 것처럼 간단한 것이 아님이 드러났다.

연구소장은 이렇게 말한다. "우리는 감기 바이러스가 한 가지만 있다고 생각하곤 했지요. 이제 거의 200종이 있다는 것을 알았으니 백신을 발견할 가망이 없습니다."

영국 정부 당국은 잉글랜드 남부의 윌트셔 주에 있는 국립 일반 감기 의료 연구소를 폐쇄하기로 결정하였다.

약 40년 전에 설립된 그 연구소는 일반 감기를 물리치는 효과적인 방법을 찾는 일에 집중적인 연구를 했었다.

그러나 성과가 없자 그들(당국)은 "그 연구소의 연간 교부금인 500,000파운드를 다른 곳에 사용하는 것이 더 좋을 것으로 판단했다." 라고 프랑스의 '르 몽드' 지는 지적한다.

그 연구소의 데이비드 티렐 소장의 말에 의하면, "아직도 온수욕이 감기를 치료하는 가장 좋은 방법이다." 라고 한다.

감기에 대한 대책

매년 겨울이 되면 당신은 감기 때문에 고생하는가?

이런 질문에 "그렇다"라고 대답하는 사람은 당신만이 아니다.

어떤 사람들은 한 해에 두 번 이상 걸리는 사람도 있고 어떤 사람들은 겨우내 감기를 달고 있는 사람도 있다.

반면 어떤 사람은 감기에 한 번도 걸리지 않는 사람도 있다. 이러한 사실로 보아 감기를 예방할 수 있는 희망도 있다.

감기 예방이 어렵게 보이는 이유는 감기가 사람과 사람 사이에 전염되는 능력이 비상하기 때문이다.

바이러스는 보통 현미경으로는 보이지도 않는 '작은 미생물'이다.

이들 바이러스가 이동하는 방법은 여러 가지이다.

감기 환자가 기침이나 재채기를 할 때 공기 중에 내뿜은 침방울을 다른 사람이 들여 마심으로써 전염이 된다.

그러므로 사려 깊은 사람들은 기침이나 재채기가 일어나려고 하면 재빨리 손수건으로 코나 입을 가려서 다른 사람들에게 감염되지 않도록 한다.

콧물에 섞여 나온 바이러스는 세 시간에서 다섯 시간 정도 감염성이 있으므로 환자가 어느 물건에 바이러스를 옮겼을 경우 오랜 후에도 다른 사람이 감염당할 위험성이 있다.

어떤 사람이 그러한 물건을 다루다가 먼저 손을 씻지 않고 손을 입과 코에 넣거나 그 손으로 음식을 먹으면 그 바이러스를 자기 체내에 넣게 되며 드디어는 감기에 걸릴 수 있다.

문 손잡이 계단의 난간, 식기, 기타 여러 사람이 만지는 물건은 바이러스를 쉽게 옮기는 매개물이 된다.

만일 당신이 밥상을 차린다든가 하는 경우에 그릇을 만질 때는 손을 대기 전에 손을 씻음으로써 다른 사람들을 고려하라. 그리고 코를 풀어야만 할 경우에는 식기를 다시 만지기 전에 손을 씻는 것이 좋다.

그렇지 않다면 당신은 그러한 그릇에 감기 바이러스를 옮기고 다른 사람에게 감기를 전염시키게 될 것이다.

영국 과학자들은 감기 바이러스가 어떻게 번지는가를 보기 위하여 감기 환자의 코안에 형광 물질을 넣었다.

자외선을 비추면 극소량의 형광 물질도 볼 수 있다.

이 광선에 의하여 극소량의 형광 물질이 환자의 손과 얼굴, 음식, 기타 그 방 안에 있는 물건으로 환자가 만진 물건에는 어디든지 묻어 있음을 볼 수 있었다.

그와 비슷한 방법으로 감기 바이러스가 퍼질 수 있다.

여러 의학 잡지에서는 감기가 실제로 냉기(冷氣)에 의해 생기는 것이 아니고 바이러스에 의해 일어난다고 발표하였다. 바이러스가 없다면 싸늘한 냉기를 쏘이더라도 감기에 걸리지 않는다고 그들은 주장한다.

그러나 바이러스가 있으면 추운 기운이 감기를 더 잘 일으킨다고 한다.

몸을 차게 하거나 감기 바이러스에 대한 저항력을 약화하는 것들을 피하는 것이 되도록 좋을 것이다.

그리고 신체의 건강 상태를 높이기 위하여 노력함으로써 감기에 대한 저항력을 기를 수 있다.

감기에 대해서 어떻게 해야 한다는 제안들이 의사들과 기타 사람들에게서 많이 나온다.

권위자들의 일치하는 의견은 "항생물질은 감기에 효과가 없으며 오히려 매우 해로울 것이다."라는 것이다.

감기 증세에서 벗어나는데 아스피린은 좀 더 편안감을 느끼게 할 것이고 기타 약들은 호흡을 자유롭게 하도록 도울 것이지만 그러한 약들은 감기를 치료하지는 못하고 간접적인 효과만 줄 것이다.

일반 감기에 비타민C가 좋다고 널리 알려졌는데 이에 관하여는 어떠한가?

비타민C는 정상적인 신체 기능을 위하여 필수적이며 합성 비타민제보다는 오렌지, 포도, 토마토 주스에 들어있는 자연 그대로의 상태가 더욱 좋다.

다량의 합성 비타민C가 일반 감기를 치료하는가 하는 문제는 논란의 여지가 있다.

어떤 사람들은 도움이 되었다 하고 또 어떤 사람들에게서는 반대 효과도 보고되었다.

감기를 일으키는 요인이 무엇이고 어떻게 치료할 수 있는가를 알면 감기를 예방하는 데 도움이 될 것이다.

이에 관하여 한 의사는 "잘 자고, 잘 먹고, 춥게 하지 마라. 몸 조심하라.

그러면 감기에 걸리지 않을 것이다."라고 말하는데 이는 적절하고 옳은 충고이다.

감기는 한 번에 단 한 가지 바이러스에 걸리게 되며 그 뒤부터는 그것에 면역성을 가진다.

그러나 감기를 일으키는 바이러스는 약 200가지가 된다.

이 때문에 어린이는 일 년에 여섯에서 여덟 차례나 감기에 걸리지만 60세가 되면 대부분의 사람은 일 년에 한 차례만 감기에 걸린다.

치료법 및 예방 사례

▶ 증기 치료

이스라엘의 의사들은 "비강 고온 증기 치료로 감기의 징후를 제거하는 데 크게 성공을 보았다."고 보고한다.

두 개의 노즐이 달린 이 장치는 증류된 물(순수)을 증발시켜 섭씨 43도의 뜨거운 증기가 두 콧구멍으로 들어가게 한다. 그러나 환자에게는 이 장치가 직접적으로 닿지 않는다.

캐플란 병원의 도브 오피르 박사는 이같이 말했다.

"대부분의 경우 이 치료로 거의 모든 감기 징후를 추방하는 데 충분하다."

이 물리요법에 대한 아이디어는 파리의 파스퇴르 인스티튜트의 1965년 노벨 수상자인 안뜨레루오프가 실시한 실험으로 얻게 되었다.

그는 "온도를 조금만 더 올려도 여러 바이러스 증식이 감소하였다."고 설명했다.

바이츠먼 인스티튜트의 아브라함 예루살미 박사는 "비강 고온 증기 치료를 받은 환자들 중 85%가 감기 증세를 면하게 되었다."고 보고 했다.

두통과 불쾌감마저도 사라져 버렸다.

▶ 약물 요법

시중 약국에 가면 감기 치료에 도움이 된다고들 하는 약이 대단히 많다.

그러나 그들이 '정말로 효과가 있는가?' 에 대하여는 의심할 여지가 많다.

아마 독자들도 널리 광고된 감기약을 사용해도 감기가 치료되거나 빨리 낫는 것이 아니라 일반적인 감기 기간인 일주일 정도 혹은 그 이상 지속되는 것을 체험한 일이 있을 것이다.

헤럴드 에스. 디엘 박사의 저서 '건강한 생활'이라는 책에 보고된 감기 연구의 보고를 보면 그 결론은 감기에 항히스타민제가 그 기간이나 강도에 조금이나마 도움이 된다는 증거는 발견되지 않았다는 것이다.

약간 비슷한 결론이 '머크 메뉴얼'이라는 의학책에 다음과 같이 표현되어 있다.

"초기에 항히스타민제를 사용해도 감기를 예방하는 데 효과가 없다. 그러나 그러한 약물은 알레르기성 환자에게 증세를 경감시켜 줄 수 있다."

감기 증상을 개선하기 위하여 코에 뿌리는 분무액, 입안을 헹구어 내는 약, 목을 가시는 약, 방부제 등을 사용하는 것은 어떤가?

그런 것을 사용하면 약간 편한 감을 가질지는 모른다.

그러나 치료시켜 주지는 못하며 어떤 경우에는 해롭기까지 하다.

또한, 그러한 약은 코나 목의 점막 중에서도 그 일부에만 영향을 미칠 뿐이다.

어떤 경우에는 약이 섞인 기름을 코에 바르기도 한다. 그렇게 하면 부드러운 감은 있을지는 모르나 감기 치료에 도움이 되기는커녕 감기에 대항하는 신체의 방어 기능 곧 섬모라고 하는 것에 방해를 줄 뿐이다.

섬모는 콧속의 점막 세포에 나 있는 털 같은 것이다.

이들 섬모는 쉴 새 없이 운동하면서 미생물을 포함한 해로운 물질을 코 밖으로 밀어낸다.

그러한 약을 사용하다가는 기름 같은 물질이 허파로 흡입되어 유성(油性) 폐 염을 일으킬 염려도 있다.

감기에 페니실린과 같은 항생제를 사용하면 항생제가 감기로 인한 심한 합병증에는 좋을 수 있으나 일반 감기를 치료하는 데는 별 효과가 없다.

감기 증세를 더 경감시켜 주어 감기가 나을 때까지 편히 지낼 수 있도록 해 주는 약들은 있다.

그러나 일반적으로 말해서 의사들은 감기를 실제로 치료하는 약을 모르고 있다.

▶ 비타민C

캐나다의 세 학자는 비타민C가 감기의 예방과 치료에 효과가 있다고 하는 리누스 파우링씨의 주장을 실험한 결과를 보고하였다.

겨울에 일반적으로 한 번 정도 감기를 앓는다고 하는 사람

1,000명을 선택하여 그의 절반에게는 매일 비타민C 1,000mg을 주고 감기기가 있을 때에는 4,000mg을 주었다. 나머지 절반에게는 가짜 약을 주었다.

비타민C를 먹은 집단은 감기로 인해 활동을 못 한 날의 수가 30% 적었으며 그들은 가짜 약을 먹은 집단보다 감기 건수도 적었다.

학자 한 사람은 "이처럼 비타민을 다량 투여하면 분명한 효과가 있다고 우리는 생각한다"고 말하였다.

감기가 시작되려는 기미가 있을 때 비타민C를 다량 투여하면 도움이 된다고 확고하게 믿는 의사들과 영양학자들이 있다. 비타민C가 도움이 된다는 점에 대하여 머크 메뉴얼은 다음과 같이 말하였다.

"추운 계절 감기가 가장 심할 때나 감기가 시작될 때 비타민C를 다량 사용하면 도움이 된다고 많은 사람들은 믿고 있다."

어떤 사람들은 "종합 비타민이나 비타민 A와 D를 주기적으로 다량 투여하면 감기를 예방하는 데 도움이 된다."고 말한다.

그리고 J.I. 로데이의 편저 일반 질병 백과사전에서는 다음과 같이 설명한다. '노드 칼로리나 라이즈빌'의 의학박사 에프. 알. 클레너 박사는 많은 중병 치료에 비타민C를 사용하여 효과를 보았다.

그는 비타민C의 작용을 항생제와 비교하고 있다. 클레너 박사는 비타민이 신체의 산화를 돕고 산화는 병원체 퇴치에 도움이 된다고 믿고 있다.

"분명히 비타민은 체내의 독물이나 바이러스와 결합한다."고 말한다.

그러나 어떤 의학 출판물에는 일단 감기가 시작한 후에 비타민을 사용하는 문제에 대하여 다른 견해를 가지고 있다. 1968년 3월 호 프랙티셔너지에서는 비타민C로 감기를 치료한 실험을 보고하였다.

그 실험에서는 147명의 환자에게 매일 세 차례씩 비타민 1,000mg을 투여하였다.

그 실험에서 얻은 결론은 "그 실험은 비타민C가 이들 환자에게 병증의 경감이나 감기 자체의 호전 또는, 기간 단축의 효과를 봐 오지 못하였다."는 것이었다.

감기 치료와 감기 악화 방지에 비타민이 어느 정도 효과가 있는가에 대하여는 의견 차이가 극심하다.

그러므로 감기를 치료하는 데 그러한 것을 사용할 것인가는 각자가 결정할 수밖에 없다.

감기 초기에 소금물로 목을 가시면 좋은 결과를 많이 본다. 이렇게 목을 가시는데 더운물을 사용한다든가 더운물로 목욕하면 혈액순환이 촉진되므로 도움이 될 수 있다.

▶ 항생제

"항생제 과다 복용에 대한 보건 관리들의 반복되는 경고가 무시되고 있다."고 뉴 사이언티스트지는 말한다.

미국의 9개 주에서 1만 명을 대상으로 설문 조사해 본 결과 32%는 "항생제가 감기에 효과가 있을 수 있다."고 믿고 있었고 27%는 "감기에 걸렸을 때 항생제를 복용하면 더 심한 병을 예방할 수 있다."고 생각했으며 48%는 감기 증상 때문에 병원에 가면 항생제를 처방해 줄 것으로 기대하고 있었다.

하지만 항생제는 감기 바이러스성 감염에는 효과가 없고, 항생제는 오로지 박테리아성 감염에만 효과가 있다.

항생제 과다 복용은 약물 내성에 주요 원인으로 간주한다.

▶ 인터페론

인터페론이란 척추동물의 면역 세포에서 만들어지는 자연 단백질로서 바이러스, 박테리아, 기생충, 등 외부 침입자들이 세포 안에 침입하여 증식하는 것을 억제하며 면역 반응을 돕는 것으로 몸의 방어 기능을 하는 것이다.

바이러스 감염에 대항한 방어 수단으로서 몸 세포가 생산하며 여러 가지 점에서 항체와는 다르다.

항체는 수가 증식하는 데 시간이 걸리지만, 그것은 즉시 효과를 발휘한다.

그러므로 "인터페론은 바이러스 감염으로부터 회복하는 데 중요한 임무를 수행할 만큼 올바른 장소에 올바른 때 충분한 양이 존재해 있다."고 한다.

침입한 바이러스는 세포들이 인터페론을 생산하도록 하는데 그 인터페론은 어느 특정 바이러스에만 작용하는 것이 아니라 광범위한 종류의 바이러스에 다 작용한다. 인터페론은 항체가 항원에 대해 작용하는 식으로 침입한 바이러스에 작용하지 않고 몸의 세포 자체에 작용하여 바이러스의 영향을 중화하도록 해 준다.

치료 대안

살펴본 바와 같이 세계 각국 감기 퇴치 우수 연구진들은 수십 년간 수백만 달러를 투자하고 각종 치료 방법인 인터페론, 약물 요법, 비타민C, 항생제, 바크친(백신), 증기 치료 등으로 연구 및 임상 시험을 하고도 더는 치료 방법을 찾지 못하고 신약 개발에 실패하고 백기를 들었다.

그뿐만 아니라 한의학에서도 몸에 열을 발생시킬 수 있는 각종 약제에 의한 체열 상승효과로 감기를 진정시키기를 기대하고 민간 요법에서도 각종 방법을 제시하고 있지만 확실한 효과 없는 제안에 불과한 것들이다.

모두가 감기를 일으키는 바이러스에 대한 확실한 정보 없이 제시하는 것들이거나 바이러스의 특성을 고려하지 않는 것들이다.

지피지기라는 말이 있듯이 바이러스의 특성을 알면 답이 나온다.

바이러스의 특성

▶ 바이러스란?

바이러스도 생물이면서 여러 종류가 있다.

감기를 일으키는 바이러스의 특성을 알아보자.

감기는 리노 바이러스와 아테노바이러스가 있지만 대부분 리노 바이러스가 감기의 주범이라고 한다.

감기 바이러스는 특이하게도 무생물이면서 생물이라는 양면성을 가진 특이한 생물체이다

감기 바이러스는 세포 구조가 없고 그 크기는 세균보다 작다. 10,000배로 확대하여 보는 광학 현미경으로도 잘 볼 수 없다. DNA 또는 RNA 중 한 종류의 핵산을 가지고 있으며 단백질 껍질의 형태만으로 존재한다고 한다.

생물체(인체) 밖에서는 단백질과 핵산의 결정체로 존재하며 독자적인 효소가 없어 스스로 물질대사를 하지 못한다.

물질대사를 하지 못한다는 것은, 복제 또는, 스스로 증식을 하지 못한다는 것이다.

따라서 복제나 스스로 증식을 하기 위해서는 숙주 세포에 들어가 숙주 세포 효소를 이용하여 물질대사를 한다.

여기까지가 감기 바이러스의 생물체 밖에서의 무생물적 특성으

로서 존재다.

▶ 생물적 특성으로서의 존재

감기 바이러스는 살아있는 생물체(인체)에 들어가면 숙주 생물 속에 있는 단백질 합성에 필요한 리보솜과 효소를 이용한다. 세포 내에서 그 세포의 물질대사 기구를 이용하여 물질대사를 하고 그로 인한 유전 물질을 복제하여 또 다른 바이러스를 복제 증식하며 유전 현상을 나타낸다.

감기 바이러스는 암세포와 같이 다양한 변이와 변종을 만들지만, 암세포와 다른 점은 증식과 변종을 스스로 만들지 못하고 살아 있는 생물 세포(숙주)에 의한 특이한 기생으로 다양한 종류로 변이 하여 생물계 및 의학계를 혼란에 빠지게 하는 무생물적 생물이다.

'참고'

'숙주(宿主)' 또는 '기주(寄主)'란

기생충이나 균류 등이 기생하거나 공생하는 상대의 생물

이런 특성을 가진 감기 바이러스는 해마다 다른 변종으로 나타나 현재까지 200종이 넘는다고 한다.

감기 퇴치 연구진은 감기 바이러스가 이렇게 해마다 다른 변종으로 나타나는 것을 모르고 한 종류의 신약에만 집중하다가 해마다 다른 변종으로 다양하게 나타난다는 것을 알고는 한 가지 신약 개발이 의미가 없다는 것을 알고 백기를 든 것이다.

이런 감기 바이러스의 특성으로 인하여 지금까지 감기는 치료약이 없는 이유다.

새로운 고찰(考察)

필자는 세계 감기 퇴치 연구진이 신약 개발을 위하여 연구한 연구 자료를 보게 되었고, 그 연구 자료들을 통하여 감기 바이러스의 생물적 특성을 알았다.

생물은 온도(熱)에 민감하고, 온도 변화에 따라 살 수도 있고 죽을 수도 있다.
생물은 적절한 환경과 적절한 온도에서 살아갈 수 있지만 적절하지 못한 환경과 온도에서는 살아갈 수 없다.
식물이든 동물이든 생물체는 같다.

감기 바이러스도 생물로서 온도, 열(熱)에 민감하여 생명을 유지할 수 있는 온도가 있고, 생명을 유지할 수 없는 온도가 있다.

사람은 정상 체온이 보통 36, 5도 안팎에서 유지한다.
동물들도 비슷한 온도에서 생명을 유지하며 균류들도 대부분 비슷한 온도에서 생명을 유지한다.

감기 바이러스는 조사한 자료에 의하면 다음과 같다.

1965년 노벨 수상자인 '안뜨레루오프'가 실시한 증기 요법 실험에서 주목할 만한 사실이 밝혀졌다.

감기 바이러스는 43도에 죽는다는 사실이다.

"물을 증발시킨 수증기를 43도로 조절하여 두 개의 노즐을 통해 두 콧구멍으로 들어가게 했더니, 거의 모든 감기 징후를 추방하는 데 충분했다"고 보고했다.

온도를 조금만 더 올려도 더 큰 효과를 보았다고 한다.

이 방법을 증기 치료라고 하는데 증기 치료를 받은 환자 중 85%가 "감기 증세를 면하게 되었으며 부수적으로 두통과 불쾌감마저도 사라져 버렸다."라고 말했다.

상기 실험 사실을 볼 때 43도의 증기가 노즐과 기도에 있는 감기 바이러스에 도달할 때는 43도보다 더 낮은 온도임에는 분명하다.

이러한 사실을 염두에 두고 암 치료에 사용되는 온열치료 연구 사례를 보면 암세포는 39, 3도~39, 6도 사이에서 죽는다고 한다.

43도의 증기가 코를 통하여 들어가 기도에 도달할 때 39도 정도가 될 것으로 추측하면 암세포를 죽이는 온도와 비슷한 39도는 목에 있던 감기 바이러스에게는 치명적인 온도가 될 것이다.

감기 바이러스는 인체의 상기도에 서식한다.

상기도란 인체에 외부 공기가 들어가고 나오는 곳이다.

인체의 체온은 평균 36, 5도 ±라고 한다. 감기 바이러스는 추운 겨울철에 기승을 부리며 겨울철 상기도는 차가운 외부 공기가 들어오는 곳이다.

이런 사실을 유추해보면 감기바이러스가 생명을 유지하고 살아가는 환경 온도는 인체 온도보다 낮은 것이 분명하다.

인체가 감기에 잘 걸리는 체온이 35도의 저 체온이라는 것을 생각하면 감기 바이러스는 35도 정도가 왕성하게 생명을 유지하는 필수 온도일 것이라는 사실을 유추하게 된다.

몸에 기생하는 암도 온열 치료법이 있고, 감기도 증기로 인한 열 치료에 효과를 보았다고 한다.

생물은 약보다 열에 더 취약한 것이다.

생물이 크면 활성 온도 범위는 넓지만, 생물이 작으면 작을수록 치명적인 온도 범위는 좁아진다.

온도가 조금만 올라가도 치명적이 되는 것이다.

약이든 열이든 원인 인자를 제거하면 질병은 완치된다.

약을 먹는 것도 원인 인자를 제거하는 것이 최종 목적이다. 아무리 훌륭한 의사라도 치료를 못 하면 자격이 없다.

약물치료는 목적 부위에는 효과가 있지만, 다른 목적 외 부위는 독이 될 수도 있다.

양날의 검 같은 존재다.

양날의 검이란 약(藥)도 되고 독(毒)도 된다는 것이다.

반면 열 치료는 목적 부위에도 효과가 있고 외적 부위에도 부수적인 효과가 있다.

일석이조의 복수 효과다.

열 치료

열 치료에는 간접 열과 직접 열이 있다.

간접 열은 복제 열 또는 경로 열이다.

간접 열은 약제나 식품 운동 에너지를 통한 열이고 직접 열은 열을 직접 받는 것이다.

한방이나 민간요법 등에서 권장하는 것은 간접 열이다.

간접 열은 감기 바이러스를 죽일 수는 없지만, 증세를 약간 완화할 수 있을 정도다.

이런 간접 열 방식은 잘하면 약간의 효과를 기대할 수는 있지만, 잘 못 하면 더 큰 문제가 될 수 있다.

바이러스를 어설프게 건드렸다가 오히려 바이러스의 면역력을 키워서 감기가 더 오래 더 고약하게 지속할 수 있는 빌미를 만들어

주기 때문이다.

그래서 일부 의사 약사들은 감기 환자에게 온수 목욕을 하지 말라는 조언을 한다.

간접 열 치료를 잘하면 본전이고 어설프게 하면 오히려 더 큰 화를 불러일으킨다.

확실한 감기 치료는 목에 있는 감기바이러스를 완전히 멸균시켜야 한다.

감기 바이러스를 멸균하는 제일 좋은 방법은 간접 열이 아니라 직접 열이다.

직접 열은 바이러스에게 열을 직접 가하는 것으로 감기 바이러스에 뜨거운 물로 살균하는 것과 같은 효과를 말한다.

신체의 목과 상기도에 있는 감기 바이러스에 직접 열을 가하는 방법은 한 가지 방법밖에 없다.

뜨거운 물을 마시는 것이 그 방법인데 뜨거운 물을 연속적으로 지속해서 천천히 홀짝홀짝 마시면 된다.

뜨거운 물이 기도로 넘어가면서 감기 바이러스는 치명적이 되어 죽거나 위치 이동을 하게 된다.

목 안에 소독하는 것과 같은 효과다.

목 안에 소독은 뜨거운 물이 정답이다.

단순한 방식이라고 생각하겠지만, 이 방법 외 달리 다른 방법이 없다.

상식 변절!

등잔 밑은 어둡다.

평소 잘 보지 않던 작은 열쇠구멍이나 틈 사이로 더 크고 더 넓은 사물을 볼 수 있듯이 상식의 등잔 밑에 잊혀지고 숨겨지고 가리워져 있던 가능성의 보석을 발견 한 것이 첨단 과학을 능가하는 놀랍고 기이한 사실도 있다.

감기 치료에 뜨거운 물이라는 해답은 깊이 생각해보면 과학적이고 논리적이다.

목으로 넘어가는 뜨거운 물은 감기뿐만 아니라 기도를 깨끗하게 소독하고 청소능력도 있다.

그로 인한 목적 외적인 것들이 부수적으로 효과를 보는 일석이조인 셈이다.

온도의 비밀

연구 보고서에 의하면 감기 바이러스는 43도에 치명적이라고 했다.

목에 있는 감기 바이러스 멸균을 위해 43도 이상의 증기나 뜨거운 물을 마시면 감기 바이러스는 멸균되어 감기는 치료 된다고 한다.

하지만 필자가 체험한 결과는 다르다.

이론적이고 임상용으로는 가능하지만 대중적이지는 못하다. 43도는 온도가 약해 바이러스를 멸균시키는데 상당한 문제가 있었다.

43도의 증기나 물은 많은 양과 많은 시간이 요구된다.

증기는 오랜 시간 코로 흡입할 수 있지만 물은 오래 많은 양을 마시는 것은 불가하다.

43도의 증기나 물로 바이러스를 멸균시키려면 오랜 시간 지속적이고 연속적으로 열을 가해야 한다.

치료도 중요하지만 많은 물과 많은 시간이 요구되는 것은 대중요법으로 불가하다.

특히 증기 치료는 기구도 있어야 하지만 43도는 낮은 온도이기에 5시간 이상 코에 증기 노즐을 꽂고 있어야 한다.

이런 것은 병실 침대에서 할 수 있지만, 환자에게는 고통스러운 일이다.

결과적으로 43도는 임상 시험용 낮은 온도다.

43도의 낮은 온도의 물로 감기 바이러스를 멸균하려면 4,000cc 이상의 물을 2시간에 걸쳐 지속적이고 연속적으로 마셔야 한다. 현실적으로 불가능한 일이다.

물 온도

필자는 뜨거운 물로 감기 바이러스를 멸균시키기 위하여 마실 수 있는 물 온도를 높이기 시작했다.

물 온도가 높으면 높을수록 마시는 양과 시간이 상대적으로 반비례하기 때문이다.

43도에서 65도, 73도, 83도, 100도까지 올렸다.

과연 100도의 물을 마실 수 있을까에 대해 그 방법을 연구하는 데 25년이 걸렸다.

체험 결과, 물의 온도가 높을수록 효과는 극대화되었다.

100도의 끓인 물 400cc를 바로 마시면 대부분의 치솟던 감기는 1시간 안에 조용하게 가라앉는다.

마시는 양이 적어 먹기도 편할뿐더러 효과도 만족스럽다.

아울러 땀이 나면서 부수적인 효과도 있었다.

뜨거운 물이 기도로 연속적으로 지속해서 흐르면 기도에 있던 바이러스는 죽거나 치명적이 된다.

그렇게 된 바이러스는 흐르는 물의 특성으로 목에서 위(胃)로 씻겨 내려간다.

바이러스가 목에서 위로 위치 이동이 되면 감기 "뚝" 하면서 위장 아래 낭떠러지로 떨어진다.

　살아있는 세균은 흐르는 물에 잘 씻겨 내려간다.
　감기 치료를 위한 물은 온도, 양, 수질에 따라 치료 효과는 확실히 달라진다.
　물의 양은 증세와 마시는 사람의 성별, 나이, 체중 또는, 방법에 따라 다소 차이가 있지만, 대부분 400~600cc 정도면 감기는 완치 된다.

　보통 뜨거운 물 400~600cc 정도를 마시면 몸에 땀이 난다.
　몸에 땀이 난다는 것은 체온이 상승하는 것이고 체온 상승은 모든 대사기능이 활발해진다는 것이며 대사기능이 활발해진다는 것은 면역력이 상승한다는 것을 의미한다.
　물은 체내에 쌓인 노폐물이나 독소를 분해하고 배출하는 역할도 한다.
　그리고 마시는 물은 순수할수록 좋은데 순수란 물속에 아무것도 없는 것을 말한다.

마시는 방법

뜨거운 물을 마시는 방법은 2가지가 있다.
숟가락으로 먹는 방법과 찻잔으로 마시는 방법이 있다.

▶ **숟가락으로 먹는 방법은**
끓인 물 400~600cc 를 보온이 잘되는 컵에 부어 숟가락으로 떠서 먹으면 된다.
숟가락은 5cc 정도 담을 수 있는 둥글고 오목한 아이스크림용에 물 4cc 정도를 떠서 입으로 후~ 불어서 마신다.

이때 주의할 점은 입술에서 느끼는 온도 감지에 따라 천천히 후루룩 빨아들이는 흡입식으로 화상에 유의해야 한다.
하지만 인체 기능은 우리가 상상을 초월하는 놀라운 감지 능력이 있어 화상의 염려는 절대로 없을 것으로 믿는다.
그래도 조심 또 조심 주의해야 한다.
어린 아이에게는 적절하지 못하다.

컵에서 올라오는 증기를 코로 들여 마시는 것도 중요하다.
상기도에 있는 바이러스는 코로 숨을 쉴 때 들여 마시는 증기의 높은 온도에서도 효과가 크기 때문이다.

지속적이고 연속적으로.

물을 마시는 양은 감기 증세에 따라 다르지만, 일반적으로 약 400cc에서 600cc 정도를 5~7분 정도에 마시면 된다. 그래도 감기 증세가 미세하게 남아 있다는 생각이 들면 1시간 간격으로 한 번 더 마시면 몸에 땀과 열이 나면서 감기는 완전히 사라진다.

▶ 찻잔으로 마시는 방법은
뜨거운 물을 작은 컵에 부어 마시는 방법이다.
컵은 약 30cc 정도인 다기용 찻잔으로 몸통보다 주둥이가 넓게 벌어진 것이 마시기 편하고 손이 뜨겁지 않다.
물을 잔에 부어 한 번에 4cc 정도 조금씩 입김으로 후~ 불면서 입술에서 느끼는 온도 감각에 따라 차향을 음미하며 마시듯 천천히 후루룩 흡입식으로 홀짝 마신다.
빠르지도 느리지도 말고 천천히 지속적이고 연속적으로.

온도 변화

끓인 물은 100도이다.
100도의 물을 보온이 잘되는 컵에 부으면 계절과 주위 온도에 따라 약간의 차이가 있지만, 보통 93도~95도 정도다.

93도의 물을 숟가락이나 찻잔으로 후~ 불어서 공기와 함께 입으로 이동하는 순간 온도는 약 83도 정도가 된다.

약 83도의 물이 입과 입속 공기에 접촉하면서 기관지로 넘어가는 순간 온도는 약 70도의 측정할 수 없는 예상 온도라고 생각한다.

400~600cc의 물을 숟가락이나 찻잔에 부어서 먹는 시간은 보통 5~7분 정도가 좋다.

왜냐하면,

93도의 물을 보온 컵에 부어서 5~7분 정도가 지나면 컵의 물 온도는 약 65도 정도까지 내려가기 때문이다.

물 온도가 더 이상 내려가면 목으로 내려가는 순간 온도는 아주 낮으므로 효과가 없다.

물의 역할

물을 빨리 먹거나 늦게 먹어도 효과는 적어진다.

물을 빨리 먹거나 늦게 먹으면 목으로 흐르는 물의 흐름이 불규칙해지기 때문에 치료 효과는 떨어진다.

목으로 흐르는 물의 흐름이 균일하게 연속적이고 지속적이어야 바이러스에게는 치명적이다.

목에 뜨거운 물이 균일하게 지속적이고 연속적으로 흐르게 되면 높은 온도에 의해 바이러스는 죽거나 치명적이 되어 흐르는 물의 세정력으로 씻겨 위장으로 내려가기 때문이다. 씻겨 위장으로 내려간 바이러스는 다시 원기를 회복하여 살아난다 하더라도 위장에서 더 이상 감기에 영향을 줄 수가 없다.

그리고 위(胃)에 내려간 바이러스는 위의 소화 효소제인 강산성 펩신에 의하여 생을 마감한다.

필자는 본 치료방법을 '백치' 라고 한다.

백치는 물 100도에서 치료한다는 의미이다.

백치는 약도 주사도 맞지 않고 감기를 100% 치료한다.

'백치' 부수적 효과

백치는 감기 외적인 것들에도 효과가 있다.

목을 어느정도 깨끗하게 청소해준다.

목에 있는 가래, 기침, 염증 등을 어느정도 청소해준다.

순수의 뜨거운 물이 목을 통하여 위로 서서히 흘러내려 가면 뜨거운 물과 열에 의하여 목에 붙어있던 이물질들이 물의 특징인 용해력에 의하여 분해 씻겨 청소된다.

물은 순수할수록 효과가 더 있는데, 그 이유는 순수할수록 용해력과 세정력이 높아지기 때문이다.

물이 탁하면 탁할수록 효과는 반비례하므로 물이 순수할수록 청소 능력은 높아진다.

백치는 겨울철 저체온 노약자에게도 좋다.
뜨거운 물은 체온을 상승시켜 몸이 따뜻해진다.
몸이 따뜻해지면서 땀이 나고 물에 의한 대사기능이 활발하여 노화 억제 세포 활성으로 피부가 부드러워지고 피로회복에 효과가 있다.
백치는 인체 부위별 단순 안목이 아니라 몸 전체에 미치는 넓은 안목의 득(得)이 있다.
나무만 보지 않고 숲을 보는 안목으로 몸 전체에 미치는 영향을 고려해 볼 일이다.
우리 몸에는 물이 모든 대사기능을 좌우하기 때문이다.
건강한 사람은 물의 진정한 효능과 능력을 잘 모른다.
병자나 노약자 일수록 순수의 가치를 비로써 알게 된다.

문제 요인들

알고 보면 쉽고 모르면 어려운 것이 세상 이치다.
감기 치료 방법도 알고 보면 어려운 것이 아니다.
등잔 밑에 가리어지고 감추어져 있었을 뿐이다.

백치는 단순하지만 알고 보면 과학적이고 논리적이고 현실적으로 확실한 치료 방법이다.

그러나 수천 년 동안 왜 찾지 못하였는가에 대하여는 공개하지 못할 이유가 있다고 생각한다.

42도의 비밀을 보면 알 수 있다.

문제는 상업의 특성 때문이다.

상업의 생리를 알면 답이 나온다.

기업은 이익을 위하여 존재하며 투자한 돈 이상을 이윤으로 발생시키지 않으면 절대로 개발하지 않는다.

돈을 투자하고 이윤이 발생하지 않으면 더 이상 돈을 투자하지 않는 것이 상업의 원칙이기 때문이다.

돈을 투자하고 이윤이 발생하지 않아 손해를 보고 중단해버리는 것을 경제학 용어로 매몰원가라고 한다.

매몰원가란 물이 필요하여 우물을 파는데 물이 나오지 않는다는 사실이 확인되면 파던 우물을 다시 묻어버리는 경우 거기에 들어간 비용은 더 이상 찾을 수 없는 손실을 말한다.

이것을 결손이라고 한다.

매몰원가를 염두에 두고 생각해보자!

세계 감기 치료 연구진은 증기 치료 방법을 알아낸 것이다. 증기 치료는 치료 효과가 탁월하다는 것과 바이러스는 열에 약하다는 것, 43도 열에 바이러스는 죽고 열을 조금만 더 올려도 효과는 더 크다는 것도 알고 있다.

해마다 변종으로 나타나는 감기 바이러스를 약으로 대항한다는 것은 불가항력이라는 것도 잘 알고 있었을 것이다.

약으로 할 수 없다는 전제하에 증기치료를 좀 더 연구했다면 지금쯤은 대단한 치료기구들이 나왔을 것이다.

머리 좋은 박사님들이 개발했었다면 말이다.

여기서 단 한 가지 이유가 있다.

증기치료는 약이 아니고 기계(器械)다.

약이 아닌 기계는 의사들의 영역이 아니다.

질병 치료는 의사들만의 영역이고 약 처방 또한 의사들만의 영역이다.

그리고 기계는 누구나 만들 수 있고 특허 또한 누구나 모방할 수 있다.

특허는 영리를 목적으로 하는 것에 강제성이 있지 영리를 목적으로 하지 않는 것에는 강제할 수 없다.

개인적으로 쓸 수 있는 기구는 특허권을 벗어나기 때문이다.

세계 감기 치료 연구진은 "감기 바이러스는 해마다 변종이 되어 나타나기 때문에 치료약은 불가항력이다."라고 말한다.

증기 치료 방법을 알아내기는 했으나 증기치료가 기계이고 보니 기계를 만들면 잘 만들겠는데 증기치료 기계는 복잡한 기계가 아니고 단순한 기계라 잘 만들어봐야 남 좋은 일 시키는 꼴이 되는 것이다.

이러한 사실 때문에 감기 치료약을 더 이상 개발하지 못하는 실정이다.

그러나 질병이 있다면, 거기에 대한 처방은 있어야 하기에 여기저기서 쏟아져 나오는 감기약이라고 하는 것들은 감기를 치료하는 약이 아니고 감기로 인한 증세를 완화 시키는 일명 '대중치료 요법'이라는 약들이다.

이런 약들은 감기로 인한 콧물은 멈추게 하거나 감기로 인한 체열을 낮추게 하는 등으로 감기로 인한 다른 부수적인 문제들을 사전에 예방 완화 하는 것들이다.

그러나 의학의 아버지라 불리는 히포크라테스 선서에는 "나는 건강과 모든 치유에 이름을 걸고", "병자의 이익을 위해" 라는 문구가 있다.

의사들도 다음과 같은 서약을 한다고 한다.

"나는 양심을 가지고 환자의 건강을 최우선 하고", "생명을 존중하고"라고 선서한다.

하지만 현실은 돈이 안 되는 의술은 하나도 없는 게 사실이고 언제나 돈이 우선이고 환자의 고통은 후 순위다.

한 번은 새겨볼 일이다.

순수(純水)란

감기 치료를 위한 물은 순수할수록 좋다.

순수란 물속에 아무것도 없는 것을 뜻하는데 각종 미네랄이나 미세 물질이 하나도 없는 것을 말한다.

이런 물을 '순수' 또는, '초순수'라고 한다.

순수, 초순수는 각종 실험실, 연구실, 식품 공장, 반도체 공장, 제약 회사에도 사용하고 마시는 물로도 최고의 물이지만 일반인들은 잘 모르거나 먹으면 안 되는 것으로 알고 있다.

순수란 깨끗함의 상징이다.

깊은 산 속 옹달샘이라는 동요는 널리 알고 있는데 깊은 산 속 옹달샘은 보약에 가까운 좋은 물이라고 생각한다.

그 물은 아주 좋은 물이 맞으며 순수에 가깝다.

거기에는 미네랄이 거의 없는데 순수가 바로 그러하고 깊은 산 속 옹달샘이 마찬가지로 그러하다.

순수와 깊은 산 속 옹달샘은 닮은 물이라 할 수 있고 그 물은 참

좋은 물이다.

물의 성질은 용해, 세정, 그리고 물질 이동이다.

물은 순수(純水)할수록 물질의 용해와 세정력이 높다.

순수란 비저항1, 0㏁/cm/25℃~10㏁/cm/25℃를 순수라 하고 11㏁/cm/25℃~18㏁/cm/25℃의 물을 초순수라고 한다.

쉽게 말해 물을 가열 냉각하여 만든 증류수가 비저항 값이 5, 0 ㏁/cm/25℃이고 이런 증류수는 일반적으로 1차 순수라고 한다.

순수에는 무기물이든 유기물이든 ppt 단위에서도 전혀 없는 것이다.

━━━━━

순수는 음용수?

순수에 대한 일반적인 개념은 먹을 수 없는 물이라고 알고 있으나 이는 잘 못 알고 있는 것이다.

잘 못 알아도 너무 잘 못 알고 있다.

이것을 상업에 의한 경로 의존성 또는, 묵수성규라고 한다.

순수는 깨끗함의 상징이고 깨끗한 물은 우리 몸속에서 물로서의 작용을 제대로 하는 것이 순수한 물 H_2O이다.

순수에는 미네랄이 없는데 미네랄은 물에서 얻는 것이 아니라 식품에서 더 좋은 상태로 충분하게 얻을 수 있다.

순수(純水)는 감기 치료뿐만 아니라 마시는 물로도 이상적이다.

보약, 영양, 운동도 좋지만, 우선할 것은 몸속을 깨끗이 하는 것이다.

몸속이 깨끗해야 피도 깨끗해지고 혈액 순환도 잘된다.

모든 질병은 혈액이 깨끗하지 못하여 발생한다.

순수 만드는 방법

순수를 만드는 방법은 여러 가지가 있다.

물을 끓여 증기를 냉각시키면 증류수가 된다.

공기 중에 떠다니는 물 분자를 포집하여 DI 필터로 여과하면 고순도 순수가 된다.

하지만 상기 방법들은 가정에서 만들기가 어려운데 상용으로 공급되는 장비가 없기 때문이다.

하지만 가정에서도 순수를 쉽게 만드는 방법이 있다.

가정에서 순수를 만드는 방법 중에 가장 손쉬운 것은 가정용 역삼투압 방식 정수기를 이용하는 것이다.

가정용 정수기로는 역삼투압 방식 외에는 불가하다.

방법은 간단하다.

가정용 역삼투압 정수기 생산수 끝에 'DI'라고 하는 순수용 필터 하나만 연결하면 된다.

DI 필터는 정수기 필터 전문 업체에서 구입할 수 있다.

(DI 필터란 Deionizer Filtration이다)

가정용 역삼투압 방식의 대표적인 회사는 웅진 코웨이와 청호 나이스 두 회사가 있지만, 이름 없는 군소 조립 정수기도 엄청나게 많다.

대기업 정수기나 소기업 조립 정수기나 가격에 상관없이 수질 성능에는 차이가 전혀 없는 것은 모두 같은 부품을 사용하기 때문이다.

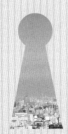

Chapter 02

"물"
생존의 중심 동력

물은 생명의 중심 동력이다
물이 깨끗하면 생명은 살아난다
가지 수만 많고 이름만 다른 시판
생수 깨끗한 물이 없다
왜, 왜, 왜 무엇이 문제인가
그러나 깨끗한 물은 있다

"물"
생존의 중심 동력

물(水)이란

생존에 가장 으뜸가는 물질은 공기, 물, 음식이다.

본서는 이 중에서 먹는 물에 대한 진실을 밝힌다.

물 하면 대부분의 사람은 잘 안다고 말하지만, 대부분은 잘 모른다.

먹는 물에는 종류가 다양하다.

기능성 수, 미네랄 수, 광천수, 지하수, 이온수, 해양 심층수, 하물며 온천수까지 먹는 물로 광고한다.

'먹는 물 종류가 왜 이렇게 많은가?'

이유는 상업 때문이다.

먹는 물은 딱 하나면 된다.

'순수한 H2O'가 그것이다.

순수란 깨끗함의 상징이며 물속에 아무것도 없는 것이다.

이것이 진정 사람이 먹어야 할 단 하나의 물이다.

먹는 물에 혼란이 일어나고 있다.

돈을 목적으로 하는 상업은 먹는 물에 다양한 이름을 붙여 알 토란같은 호주머니를 털어간다.

물의 기능이 광고 내용과 같이 몸에 좋으면 문제가 되지 않지만, 문제는 기만(欺瞞)이다.

광고의 반복은 소비를 촉진하는 힘이 있기다.

광고의 반복은 충동구매를 위한 욕구를 만들고 대부분의 광고는 과장되고 기만적이고 표기가 부정확하다.

게다가 편견과 고정관념을 조장하고 주체성을 강조한다.

우리는 이런 광고에 노출되어 있고 너무 익숙해져 있으며 광고는 인지능력에 영향을 준다.

계속되는 광고의 힘은 인지 불감증, 관성적 습성 행로가 자연스럽게 만들어진다.

만들어진 습성은 관성적 무의식에 의한 고정 관념이 되고 그 고정 관념은 정답이 아닌 것도 정답이라고 인식하게 하고 누가 아니라고 해도 그 행로를 그대로 가고 싶어 하는 관성의 법칙이 적용되고 있다.

이런 것을 심리학에서는 '경로 의존성'이나 '선택적 지각' 그리고 '칵테일 효과 지향(志向) 이상(理想) 원칙(原則)'의 함정이라고 한다.

광고 이면에 숨어있는 기만적 이익수단을 눈치채지 못하는 것이다.

물에 대한 진실이 아쉽다.

물의 중요성

물은 지구 상에서 가장 많고 가장 중요한 물질 중 하나이고, 지구 상에서 약 70%가 물이다.

그중에서 바닷물이 약 97, 33%, 빙하(얼음)가 약 2, 04%, 지하수가 약 0, 61%, 호수와 강에 약 0, 01%, 기타 0, 01%로 존재하고 한다.

우리의 몸도 약 70%가 물이다. 물이 인체 조직에 차지하는 구성 비율을 살펴보면 뇌는 약 75%, 심장은 75%, 폐는 85%, 간은 86%, 신장은 86%, 근육 75%, 혈액(혈장) 98%가 물이다.

체내에 물이 부족하면 피부에 주름이 생기고 피로감이 밀려오며 온갖 질병들이 불청객으로 방문함과 동시에 정신 무력증이 오고 기력이 흐려진다.

신경은 민감하여 신경질적으로 화를 잘 내는 등 많은 증상이 나타난다.

또한, 체내 물이 부족하면 소금 농도가 높아지고 몸의 각 세포들에 손상을 주기 시작하면서 뇌는 물이 부족하다는 사실을 알려준다.

갈증을 느낀다는 것은 몸에 물이 부족하다는 신호다.

갈증을 느끼기 전에 충분히 보충하는 것이 좋다.

사람은 나이가 들수록 체내 수분이 줄어든다고 한다.

수분이 줄어드는 것은 나이로 인한 인체특성 때문이지만, 나이가 들수록 수분 공급을 충분히 해 주는 것이 건강을 지키는 좋은 방법일 것이다.

오해와 진실

순수는 일반적으로 물을 끓여 증류수를 냉각, 응축시켜 만들거나 이온 교환 수지를 이용하여 만들기 또는, 역삼투압 방식을 이용하여 만들거나 대기 중에 유리하는 수분을 채집하여 만드는 등 방법을 막론하고 고순도 순수를 만들어 산업용, 의료용, 실험용 등 각종 첨단 분야(Hi Technology)에 사용된다.

산업이 발전하면서 전자 제품 생산에서부터 각종 고품질 제품을 만들기 위하여 50~70년 당시 5~15㏁/㎝/25℃의 순수(純水)를 만들다가 현대에 와서는 초고순도(超純水/Ultra pure water)의 수질 요구로 수처리 기술은 발전하여 지금은 비저항 한계점인 18,275㏁

/㎝/25℃까지 생산 가능 하다.

이렇게 만들어진 순수는 경공업 중공업 식품 의학 과학 원자력 등 최첨단 분야에서 엄청난 큰일을 해낸다.

순수는 산업분야 구석구석에서 지금도 큰일을 한다.

'순수는 공업용으로만 쓰이는 것일까?'

대부분의 사람들은 그렇게 생각한다.

순수는 공업용이지 먹어서는 안 되는 것으로 알고 있다.

순수·초순수를 먹으면 큰일 날 줄 알고 있는데, 이런 지식은 고등 교육을 받은 사람보다 대학 교육을 받은 사람들의 편견이 더 심하다.

증류수는 먹으면 설사를 한다고 알고 있다.

특히, 이온 교환 방식은 화학 약품을 사용하여 제조하기 때문에 더욱 먹으면 안 되는 것으로 알고 있다.

'사실일까?'

잘못된 지식으로 잘 못 알고 있는 것이다.

가르친 자도 경험하지 않은 수직 교육 탓일 것이다.

순수는 말 그대로 물속에 아무것도 없는 것을 말한다.

순수는 깨끗함의 대명사이며, 미네랄, 미립자, 유기 원소, 무기 원소 등 아무 것도 없는 순수한 H2O이다.

순수는 증류 방식이든 이온 교환 수지 방식이든 복합식이든 결론적으로 물속에는 아무것도 없는 것이다.

순수는 수소 이온 농도가 어느 쪽으로도 기울어지지 않은 pH 7, 0인 중성이다.

순수 초순수에는 다른 어떤 물질(고형물)이 ppt/mg & ppb/mg 단위까지도 들어 있으면 안되기 때문이다.

'순수를 먹으면 왜 설사를 한다고 할까?'

실험실용 증류수에는 산소가 부족할 수 있다.

산소가 부족한 증류수는 물을 조금만 흔들어주면 대기 중의 산소가 물속으로 녹아들어 문제가 없다.

대기 오염이 없는 눈이나 이슬, 빗물은 잘 마신다.

대기 오염이 없는 눈이나 이슬 빗물은 순수에 가깝고 대기 오염이 없는 산속 지표수도 순수에 가깝다.

깊은 산 속 옹달샘도 마찬가지이다.

'깊은 산 속 옹달샘',

우리는 이 물을 아주 좋은 약수라고 높이 호칭한다.

하지만 세상에 약수는 없다고 할 수 있는데 약수란 물속에 약리 성분이 들어있는 것을 뜻하기 때문이다.

하지만 이 물을 분석해 보면 순수에 가깝다.

약수란 사람들이 만들어낸 과장법이다.

순수는 깊은 산 속 옹달샘보다 더 깨끗하며

깊은 산 속 옹달샘보다 더 좋은 물이다.

그래도 사람들은 마시기를 꺼린다.

이는 상업의 영향이 크다고 본다.

상업에 의한 지각, 지향, 관성의 묵수성규 탓일 것이다.

· 순수는 어떤 물보다 가볍다.

· 순수는 어떤 물보다 깨끗하다.

· 순수는 어떤 물보다 마시기 편하다.

· 순수는 어떤 물보다 잘 넘어간다.

· 순수는 어떤 물보다 많이 먹을 수 있다.

· 순수는 어떤 물보다 맛이 좋다.

· 순수는 어떤 물보다 건강에 좋다.

한 번 경험해보실 것을 권합니다.

화학적 성질

물의 화학명은 H_2O이다.

수소 원자 2개와 산소 원자 한 개가 응집력에 의한 사슬(고리) 모양으로 연결되어 있다.

이들 두 원자가 각각 전자를 공유(연결)함으로써 결합(응집)하여 만들어진 것이 물 분자다.

물의 형태는 약간 굽은 사슬형이며, 전자를 가져 응집력과 약간의 잡아당기는 힘이 있다고 하지만 알 수는 없다.

물방울은 응집력에 의한 단위 무게이며 이러한 응집력으로 식물이 생명을 유지하고 활성화할 수 있다.

식물은 뿌리에서 물을 흡수하여 줄기를 통하여 잎으로 보내면 잎에서 햇볕에 의해 물 소비가 일어난다.

물이 줄기를 타고 위로 올라가는 원리는 응집력 때문이다.

물의 응집력은 서로 붙어 사슬(고리)형으로 잎에서 수분이 증발하게 됨에 따라 밧줄로 당겨지듯이 가는 물기둥이 줄기를 타고 위로 끌려 올라가게 된다.

이런 물기둥은 뿌리에서 잎까지 이어진 채 시간당 60m 속도로 이동할 수 있다고 한다.

나무 속 물은 이러한 이동으로 3, 2km나 높이 올릴 수 있다.

잎에서 수분을 증발(증산 작용이라 함)함에 따라 지구 상에 수십억 톤의 물이 재순환되어 공기 중으로 돌아가고 또다시 비가 되어 떨어진다.

이것이 식물에 의한 물의 순환 계통이다. 식물에도 물은 생존에 가장 중요한 물질이다

순수 (純水)

물을 끓여 증기를 냉각하면 증류수가 된다.

이것을 증발식 증류수라 하는데 에너지가 풍부한 중동 지방의 해수 담수화 에 주로 사용되며 60~70년대에는 각종 실험실에도 사용했으며 실험실에서는 그것을 1차 순수라고 한다.

증류 방법으로 만든 순수는 청정 지역의 빗물보다는 약간 더 깨끗한 Resistivity 5㏁/㎝/25℃ 정도다.

빗물은 대기를 떠난 기화 증기가 물방울이 형성되는데 핵을 중심으로 한 응집력으로 일정한 무게가 되면 지상으로 떨어지기 때문에 증류식 순수와는 조금 다르다.

현대 수처리 기술은 가정에서도 17㏁/㎝/25℃ 정도의 초순수를 쉽게 만들 수 있다.

물과 인체

물은 인체에 대사기능을 담당한다.

물질을 분해, 이동, 희석하고 공급과 배출하는 역할을 하여 몸을 정상으로 유지하게 한다.

물은 다음과 같은 많은 역할을 한다.

노폐물 제거

▶ 몸속 노폐물이란?

음식을 통한 영양소를 필요 에너지 사용 후 남아도는 과잉 영양소 또는, 각종 음식 첨가물, 과로로 인한 피로 물질, 각종 먼지, 스트레스성, 니코틴, 발암 물질, 중금속 등이 있다.이들 중 가장 심각한 것이 음식물 속 합성 첨가물이다.

'참고' 한 샐러리맨이 아침에 샌드위치, 점심에 돼지고기와 김치볶음, 저녁에 컵라면과 삼각 김밥을 먹었다면, 그는 최소 60가지의 다른 첨가물을 함께 섭취했다고 본다.

▶ 노폐물이 몸속에 쌓이면?

노폐물을 제때 배출시키지 않으면 독소가 된다.

노폐물이 쌓이면 대사기능을 저해하고 그렇게 되면 각종 질병에 노출된다.

노폐물은 몸 전체에 있지만 중요한 부분은 혈액 속이다.

콩팥은 혈액 속의 노폐물을 걸러내어 방광을 통해 오줌으로 배출시키는 역할을 하는데 콩팥에 이상이 생겨 노폐물을 배설하지 못하면 혈액 투석을 해야 한다.

혈액 투석은 혈액 속의 노폐물을 걸러내는 역할을 하는데 혈액 속에 노폐물이 쌓이면 큰일이 난다.

▶ 노폐물 대부분은 오줌으로 배설된다.

오줌 색이 맑고 연하면 수분 공급이 충분하여 노폐물 배설이 잘되는 것이고 오줌 색이 짙고 탁하면 노폐물이 쌓인다는 증거이다.

오줌 색이 짙고 탁하면 오줌 눌 때 요도에 통증이 오는데 통증을 느끼지 못하면 오랫동안 많은 노폐물에 노출되어 있어서 감각기능이 떨어진 탓이다.

시험지 진단 방법으로 검사용 시험지로 소변에 잠시 담갔다가 색이 짙으면 포도당이나 단백질, 잠혈이 많은 것으로 의사의 진단이 요구된다.

반면, 푸른색, 계란색, 아이보리색과 같이 색이 엷으면 정상이라고 볼 수 있다.

몸속 노폐물 제거 방법에는 여러 가지 방법이 있다.

이뇨식 음식을 통한 배설 방법, 이뇨제를 통한 배설 방법, 한약재 또는, 기능 식품을 통한 배설 방법, 음식을 먹지 않고 단식을 통한 배설 방법 등 여러 방법이 있지만, 필자는 순수(물)를 적당량 이상 매일 마시는 것이 제일 좋은 방법인 것으로 권하고 싶다.

피(血)를 깨끗하게 노폐물이 제거되면 제거되는 만큼 피가 맑아진다.

우리의 몸은 약 70%가 물이고 혈액 또한 물이 차지하는 비율이 98%나 된다.

피는 우리 몸 구석구석을 누비며 생명을 지탱하는데 필요한 제반 일을 담당하고 또한, 조직과 세포에서 쓰임이 끝난 산소와 영양분 찌꺼기를 배설 기관에 보내는 대사 기능 역할도 혈액이 담당한다.

이런 일을 하는 피는 언제나 깨끗해야 한다.

많은 배설 찌꺼기를 운반하여 운반한 만큼 버려야 하는데 일부만 버리고 일부는 버리지 못하면 그 일부는 쌓이게 된다.

노폐물이 쌓이면 혈액이 깨끗하지 못하고 쌓인 만큼 노폐물은 몸 여러 곳에서 작용하여 병적인 증상들이 나타나기 시작한다.

노폐물로 인한 탁한 혈액은 어혈이나 혈전을 만들어 만병의 원인이 된다.

피로 물질을 생기면 몸의 피로감을 느끼고 피부가 쭈글쭈글해지기도 하며 동맥경화나 뇌경색을 일으키기도 한다.

혈액의 탁함은 주로 음식물의 첨가물과 영양 과잉으로 인한 것인데 다시 말하면 지방과 당분 알코올로 인한 콜레스테롤 등이며 담배와 스트레스도 한 몫 거든다.

복부 비만인 사람은 75%가 피가 탁하다고 한다.

영양 과잉으로 지방이 변성되어 피하에 축적되기 때문이다. 혈액의 탁함은 주로 음식물의 첨가물과 영양 과잉으로 인한 것인데 다시 말하면, 지방과 당분 알코올로 인한 콜레스테롤 등이며 담배와 스트레스도 한 몫 거든다.

혈액 순환은 먼저 피가 맑아야 순환이 잘 된다.

우리 몸속 혈관 길이는 약 11, 200km 정도 된다고 하는데 이것은 동맥, 정맥, 모세혈관까지 합친 것으로 지구 둘레의 약 3배의 길이다. 참으로 길고도 먼 거리이나 피가 몸을 한 바퀴 순환 하는데 걸리는 시간은 단지 46초 정도밖에 걸리지 않는다고 한다.

이런 길고도 먼 거리를 짧은 시간에 잘 돌게 될 수 있는 조건은 피가 깨끗해야 한다.

맑고 깨끗한 혈액이 순환이 잘 되면 피로가 쌓이지 않고, 피부가 탱탱하고, 활력과 생존 의욕이 넘친다.

이것이 순수한 물을 적당량 이상 섭취해야 하는 이유다.

혈액 순환이 잘 된다는 것은 대사 능력이 좋아진다는 것이다

▶ 대사기능(代謝機能)

대사기능(물질대사)의 사전적 의미는

생물체가 몸 밖으로부터 섭취한 영양물질을 몸 안에서 분해하고 합성하여 생체성분이나 생명 활동에 쓰이는 물질과 에너지를 생성하고 필요하지 않은 물질은 몸 밖으로 내보내는 작용이라고 정의되어 있다.

물은 몸의 모든 대사기능을 주관한다.

물은 체내에 공급된 영양분을 흡수하여 필요한 곳으로 운반하여 당질 대사, 단백질 대사, 지질 또는 지단백질 대사, 핵산 대사,

호르몬 대사 등으로 생명 활동을 영위하게 한다.

예를 들면 간은 문맥을 거쳐 들어오는 각종 영양소를 저장 해 두었다가 필요한 다른 조직으로 운반될 때 물이 그 중요한 역할을 담당한다.

물이 부족하면 대사가 약해져 영양 결핍이 되어 식욕부진, 오심, 구토, 정신력 감소, 우울증 등의 원인이 된다.

물은 동맥경화의 원인이 되는 콜레스테롤을 완화하고 몸속 노폐물을 배출시키고 신진대사를 활발하게 하여 피로나 여러 질병의 원인을 차단하는 방어벽 역할을 한다.

우리는 끊임없이 움직이고 활동을 한다.

움직이고 활동을 한다는 것은 에너지를 소비하는 것이다.

몸의 활동에 의한 에너지 과소비 즉 일(노동)이나 심한 운동을 하면 근육에 피로가 오는데 그 원인은 근육의 대사 과정에서 글리코겐이 분해되면서 생기는 젖산 때문이다.

글리코겐(Glycogen)이란 포도당으로 이루어진 다당류로서 주로 간과 근육에서 만들어져 활동 에너지로서의 중요한 역할을 한다.

이런 에너지 소비 과정에서 에너지 원인 글리코겐이 분해되면서 생기는 젖산과 같은 물질이 피로의 원인이다.

젖산이 쌓이면 피로가 오는데 젖산이 정상적으로 몸에서 잘 빠져나가기 위하여 물의 도움은 절대적이다.

물은 체내에 형성되는 여러 가지 노폐물들을 희석해 체외로 빠르게 배출하는 대사기능을 한다. 대사기능에 의하여 노폐물이 몸에서 빠져나가야 노화 현상이 억제되고 생명 활동이 촉진된다.

▶ 노화억제 효과

사람은 왜 늙고 죽는가?

이 문제는 과학자들의 오랜 숙제다.

생화학자들은

"인간은 다른 동물과는 달리 인체 세포가 7년 주기로 신진대사하여 새로운 세포로 대체된다."라고 말한다.

이렇게 볼 때, 7년마다 새로운 세포로 완전히 대체되면 노화가 일어나지 않아야 하는데 노화는 왜 일어나는가? 라는 의문이 생긴다.

이 말이 대부분 사람들에게는 생소하고 말도 안되는 소리라고 일축해 버릴지 모르지만, 인체를 자세히 알고 보면 사실이다.

생로병사가 무섭고 서러워서 하는 말이 아니다.

많은 과학자들은 생로병사의 노화 과정은 설명할 수 있어도 노화의 원인은 아직 밝혀내지 못하고 있다.

세포의 7년 주기 순환 생성이 문제의 핵심이기 때문이다.

1981년 10월 4일 부산일보 / 과학 화제(의학 인술 전문지) 등

플로리다 대학교 레너드헤이풀 교수 등 많은 논문과 강의가 있다.

그러나 현실은 생로병사의 틀에서 어느 사람도 자유로운 사람이

없다.

노화의 원인은 밝혀지지 않아 알 수는 없어도 노화의 과정을 보면 기후, 온도, 스트레스, 환경, 음식 등 여러 외적인 요인들이 있다.

내적인 직접 요인들로서는 탁한 혈액으로 인한 신진대사 장애로 체내 독소 및 노폐물 축적이 가장 큰 요인으로 지적된다. 혈액이 맑고 깨끗해야 모든 기능이 정상적으로 돌아갈 수 있기 때문이다.

혈액을 깨끗하게 하기 위해서는 체내에 깨끗한 물을 충분히 공급해 주는 것이 어떤 음식이나 약보다 우선한다.

체 내 정기적으로 쌓이는 많은 독소나 노폐물을 체외로 배출하기 위해서도 깨끗한 물은 충분히 공급되어야 할 것이다.

노폐물 배출은 물의 질적, 양적으로 비례 된다.

노폐물이 적으면 물의 양이 적어도 가능하지만, 정기적으로 쌓이는 노폐물이 많으면 노폐물이 많은 만큼 질 좋은 물의 양도 많아야 한다는 것이 비례의 원칙이다.

물은 깨끗하면 깨끗할수록 더 많은 물질을 용해할 수 있으며 물의 용해 능력은 물속 고형물량에 비례한다.

물속에 고형물이 들어있는 만큼, 용해력과 세척력은 떨어지기 때문이다.

물은 순수할수록 용해력과 세정력이 좋다.

몸에 순수가 충분히 공급되어야 몸속 독소 및 노폐물을 체외로 잘 배출시키고 체외로 잘 배출 시켜야 혈액이 깨끗해진다.

혈액이 깨끗해지면 체내 대사기능이 원활해지게 되므로 장기들은 정상적인 기능을 할 것이다.

순수한 물이 공급되면 건강은 보장된다고 할 수 있다.

이것이 질 좋은 물 순수를 충분히 공급해야 하는 이유다.

몸에 순수를 충분히 공급하면 화장품을 쓰지 않아도 피부가 깨끗하고 탱탱하고 건강해진다.

▶ **피부노화**(皮膚老化)

피부 노화의 원인

노화는 나이가 들어감에 따라 물리적 방법으로는 막을 수 없는 저절로 생기는 현상이지만, 신체 기관에서 발생하는 생리적 기능 장해 요인들을 잘 다스리면 상당한 억제 효과를 볼 수 있다.

피부노화(주름) 역시 나이와 동행하므로 나이를 보면 피부를 알고 피부를 보면 나이를 알 수 있다고 할 만큼 동질성을 가지고 있으므로 노화를 막는다는 것은 불가능 한 일이다. 하지만 생활 수준 향상과 더불어 피부 미용에 관심이 높아지면서 피부 노화의 대표적인 피부 주름 개선 및 억제에 많은 노력을 하고 있다.

그 결과 항노화 제품, 레이저 치료, 얼굴 성형 등 제품과 치료 분야에 비약적인 발전이 있었음은 인정한다고 하지만, 목이나 입, 기타 몸 전체에 나타나는 주름은 불가항력이다.

주름 억제력 최고의 제품은 순수의 물이다.

주름도 수분 부족 현상이 크게 작용하고 있기 때문이다.

사람은 나이가 들어감에 따라 수분 부족률이 높아지고 높아지는 만큼 수분 취수 생리 기능이 떨어져 피부 주름이 더욱 진행된다고 한다.

물은 나이에 상관없이 충분한 공급은 필수이며 나이가 들어감에 따라 수분 공급을 의식적으로 생활화하여야 할 이유이다.

피부에 문제가 있는 것은 외적인 것보다 내적인 요인이 더 큰 문제라고 할 수 있다.

몸속 독소나 노폐물로 인한 대사 장애 요인들이 많이 있으면 제일 먼저 나타나는 곳이 얼굴 피부라고 한다.

아름다워지려면 몸속 장기부터 챙겨야 한다고 말하는데 속이 건강해야 얼굴이 아름다워질 수 있기 때문이다.

피부는 혈액 순환과 건강 상태를 그대로 반영하고 과로나 수면 부족, 스트레스나 격한 감정이 있으면 제일 먼저 나타나는 곳이 얼굴 피부색이다.

얼굴 피부색은 건강 상태를 그대로 반영하는 지표이다.

우리는 여성의 아름다움을 말할 때 내적인 면도 있지만, 시각적으로 누구나 공감할 수 있는 아름다움의 이미지는 이목구비의 생김새보다 밝고, 맑고, 깨끗함 그리고 윤기 있는 혈색의 건강한 얼굴이라고 할 것이다.

이런 밝고, 맑고, 건강한 아름다운 피부의 원동력은 어디에서 비롯될까?

우선하여 피가 잘 돌아야 한다.

피가 잘 돌면 장기 기능이 제 기능을 다 하고 그로 인한 장 속의 독성 물질과 노폐물이 잘 배출되어 장이 깨끗하게 청소될 때 건강한 피부색이 얼굴에 나타나면서 아름다움을 가질 수 있을 것이다.

그러나 많은 여성은 속보다도 화장품에 더 투자한다.

화장품은 기대 이상의 즉시 효과는 좋지만, 장기적인 안목으로 보면 피부에 해를 끼치는 적대 행위라고 할 수 있다.

몸속 장기 활성에 더 많은 투자가 절실히 요구되며 속이 깨끗해야 얼굴 피부도 깨끗해지기 때문이다.

깨끗한 피부, 건강한 피부, 아름다운 피부를 위하여 순수를 적당량 이상 마시는 것을 생활화하여야 하는 이유이다.

순수한 물을 적당량 이상 섭취하는 것을 생활화하면 혈액 순환과 장기의 생명 기능이 왕성 활성화 하여 피부 미용이나 피부 노화 예방에 좋다.

▶ **변비 예방**(便秘豫防)

변비의 원인은 다양하여 꼬집어 말하기는 어렵다고 한다.

그러나 대분류로 보면 섬유소와 수분 부족 불규칙하고 불균형한 식사와 운동 부족, 심한 다이어트 등의 원인을 들 수 있다.

그중에서도 제일 큰 원인은 식습관과 체내 물 부족 현상이라고 한다.

여기에 운동 부족을 더하면 대장 운동이 활발하지 못하여 변비가 더욱 심해지는 원인도 있지만 그래도 몸 전체의 대사 균형을 이루게 하여 배설하게 하는 것은 물이다.

여성들은 체중 문제로 수분 섭취와 식사량을 줄이는 것이 변비의 가장 큰 문제라고 지적한다.

변비 해결을 위하여 순수를 적당량 마시는 것은 식이 섬유소를 매일 얼마만큼 섭취하는 것의 효과와 같다.

순수를 매일 적당량 마시는 것을 생활화하는 것이 좋다

'참고' 변비는 60cc 관장 물 주사 한방이면 100% - 끝

관장 물 주사기는 의료기 매장에서 200원이면 살수 있다.-

▶ **기억력**(記憶力)

기억의 사전적 의미는

경험한 사실이 간직되었다가 나중에 재생 또는 재인식, 재구성되어 나타나는 현상을 말한다.

다시 말하면 보관할 수 있는 저장고라고 말할 수 있다.

저장고에 물건 보관은 자동으로 되는 것이 아니라 다른 객체에 의하여 받아들이고 어떻게 정리정돈 하느냐에 따라 잘 쓰고 못쓰느냐가 결정된다.

기억의 종류는 기명, 보유, 재생, 재인 등으로 구분되며 기억에 문제 발생 요인으로는 시상, 측두엽, 해마, 해마와 편도체, 기타

물질 및 신경세포(뉴런, 시냅스) 구조물들과 호르몬의 작용에 의한 기능 이상으로 기억 상실 또는, 망각 현상이 일어난다고 한다.

다른 이유로는 스트레스, 비염, 코골이, 당뇨 등 여러 가지가 원인이 있다고 한다.

하지만 이런 현상 작용 뒤에는 수분 역할이 큰 데, 뇌하수체의 수분이 빠져나가면 기억력은 크게 나빠진다고 한다.

뇌하수체가 기억을 위해 수분이 빠져나가는 것을 최대한 억제를 하지만 수분 공급이 적절하지 못하면 뇌수도 점차 줄면서 기억력에도 상당한 요인이 생긴다고 한다.

망각 현상도 일어나는데 망각현상이란 기억을 잊어버린 것 또는 못쓰게 된 것을 말한다.

다시 말하면 저장 창고에 보관은 되어 있지만, 인출 할 수 없는 것 즉, 꺼내는 데 실패한 것 또는, 보관이 오래되어 흔적이 쇠퇴해 사용할 수 없는 것을 말한다.

기억력은 정신 기능으로 심장과 관련이 있으며 뇌수에 상당한 영향력이 있다고 한다.

뇌수란 뇌를 싸고 있는 물로써 뇌수가 충만해야 기억력이 좋아진다.

기억력 증진을 위해서 순수한 물을 적당량 이상 섭취하는 것을 생활화하면 뇌수가 충분하여 뇌가 맑아져 기억력이 좋아진다.

▶ **흰 머리**(白毛髮)

머리카락이 검은 이유는 모낭 세포에서 생성되는 '멜라닌' 색소 때문인데 멜라닌의 양과 분포에 따라 머리카락의 색깔이 결정된다고 한다.

흰 머리의 원인은 주로 멜라닌 색소를 생산하는 멜라닌 세포의 기능 저하가 원인이며 이것은 노화의 한 과정이기도 하다

노화의 원인 중 하나는 수분 부족이 제일 큰 원인이다.

흰 머리는 모근의 멜라닌 세포에 존재하는 '티로시나아제'라는 효소의 활성도가 점차 줄면서 생기는데 이런 증상은 40~50대부터 나타나기 시작하면서 머리카락뿐만 아니라 코털, 눈썹, 순으로 진행한다.

어린 나이에 생기는 조기 백발은 주로 유전적 요인이 제일 크지만, 간혹 두피의 혈액순환 장애나 스트레스 등이 원인일 수도 있다. 스트레스를 받으면 스트레스 호르몬이 분비되어 두피에 있는 모세 혈관을 수축시킨다.

모세 혈관은 동맥이나 정맥과 달리 미세 혈관이기 때문에 혈관 장애 요인이 제일 빨리 일어난다.

피부는 표피, 진피, 피하조직의 삼중으로 구성되어 있다.

표피는 나이가 들면서 얇아지는 피부의 외층이고 진피는 표피 밑에 위치하며 혈관, 모낭, 땀샘, 신경 종말과 림프 배출관 등이

진피에 위치하여 피부의 혈액 공급 영향을 담당하고 피하조직은 지방과 물로 채워져 에너지를 저장하고 열을 막아 얇은 피부를 보호하는 역할을 한다.

또한, 완충 작용으로 피부를 충격으로부터 분산, 보호하고 혈액의 원활한 흐름을 도운다.

이러한 모든 과정을 주도하는 것이 물이다.

피부 노화 및 주름 관리를 위해서는 피부 건조 방지, 충분한 수분을 공급해 주어야 한다고 한다.

정상적인 피부는 약산성으로 pH5.5 정도를 유지하지만, 이러한 피부는 '산 외투막'으로 알려진 지성 표면층으로 땀샘으로부터 분비된 유산과 아미노산, 모공으로부터 분비된 지방산 그리고 피부로부터 생성된 아미노산과 카복실산 등이 포함된다. '산 외투막'은 지질을 합성하는 효소를 활성화하고 지질 형성을 도우며 표피가 기계적 또는, 화학적 손상으로 상해를 입었을 때 표피를 복원한다.

건조한 피부는 수분을 보충해주는 연화제로서 가능하지만 충분한 물을 보충하는 것이 원칙적인 방법이다.

물의 대사 능력이 혈액 순환에 최우선이다.

탈모와 흰 머리가 없어지게 하기 위하여 순수를 적당량 이상 마시는 것을 생활화해야 한다.

▶ **이뇨**(利尿)

이뇨란,

오줌량을 증가시켜 그 오줌으로 노폐물의 배설을 촉진하는 작용이라 한다.

이 작용을 갖게 하는 약제를 이뇨제라고 한다.

이뇨제는 임상적으로 "핍뇨(乏尿, 소변량 감소)나 부종이 있을 때 오줌량을 증가시켜서 부종을 완화 시킨다"고 되어 있다. (출처) 영양학 사전

핍뇨(소변 감소증)는 주로 급성 심부전이 원인이라고 한다. 급성 심부전은 신체 대사 기능이 떨어지면서 신장에 혈액 공급이 저하되고, 혈액 공급이 부족하면 신장 기능 저하로 소변 배출에 문제가 생기는 것이다.

급성 심부전 치료는 그 원인에 따라 치료 방법이 다르지만, 확실한 것은 평소에 수분 공급을 잘하는 것이 정답이다.

물은 이뇨작용을 잘하는 물질 중의 하나로 체내에 쌓인 노폐물을 배설하는 작용을 한다.

물을 많이 마시면 화장실 왕래가 잦아지지만, 몸 안의 독성 물질을 희석해 몸 밖으로 배설시키는 효과가 있어 배뇨에도 효과가 있다.

소변 볼 때 오줌 색이 짙으면 수분 공급이 부족하다는 신호다. 오줌 색은 시각적으로 볼 때 투명할 정도로 유지 하는 것이 수분

공급을 잘하는 것이다.

정상적인 이뇨작용을 위하여 순수를 적당량 이상 마시는 것을 생활화해야 한다.

인체 구성 비율

물이 인체 조직에 차지하는 구성 비율을 보면,

뇌는 약 75%, 심장은 75%, 폐는 85%, 간은 86%, 신장은 86%, 근육 75%, 혈액(혈장)은 98%가 물이다.

소변은 하루에 700~1,000㎖가 필요하고, 그 이하가 되면 노폐물이 몸 안에 남아 '요독증'이라는 질환이 생긴다.

보통 성인이 하루 배설하는 물의 평균량은 소변으로 약 1,400㎖, 대변으로 약 100㎖, 호흡으로 약 400㎖, 피부로 약 900㎖ 정도라고 한다.

자신도 모르는 사이 하루에 3컵이 넘는 물을 증발시키고 있는 셈이다.

이들을 합하면 수분 배출량은 2, 8ℓ가 된다.

임산부들은 특히 좋은 물을 마실 것을 권장한다.

수정란의 90%, 태반 혈액의 83%가 물이고, 양수는 100%가 물이다.

이것은 물이 태아 생명의 열쇠를 쥐고 있다는 사실도 된다. 물이 나쁘면 당연히 태아의 수명 단축의 원인이 된다는 사실이다. 산부인과 의사들의 자료에 의하면 임산부들은 그들이 마시는 물에 의해서 순산 또는 난산으로 결정된다고 한다.

즉 좋은 물을 마시고 있는 임산부는 입덧이 거의 없고 출산도 쉽게 하며 태어난 아기도 건강하고 출산 후 산모 건강도 양호하여 모유도 많이 나온다고 한다.

임신한 산모들에게 질 좋은 물을 충분히 공급해주는 것이 산모와 태어날 아기의 수명과 건강에 초석이 되는 것이기 때문에 질 좋은 물을 충분히 공급하는 것을 생활화해야 한다.

임산부가 질 좋은 물을 충분히 공급받는 좋은 환경에서 태어난 아기는 더욱 깨끗한 피를 가지고 태어날 수 있다.

아기가 더욱 깨끗한 피를 가지고 태어난다는 것은 두뇌가 맑아 기억력이 더 좋아진다는 것을 뜻한다.

그것은 보고 들은 것을 저장하는 저장 능력이 좋다는 것인데 저장 능력이 좋다는 것은 아는 것(지식)이 많다는 것이고 아는 것(지식)이 많다는 것은 그것이 적은 사람보다 뛰어나다는 것을 뜻하며 뛰어나다는 것은 곧 큰 인물이 될 수 있다는 것을 말한다.

배우고도 지식이 부족하다는 것은 기억력 부족 때문이다.

살면서 경험하고 듣는 것만 기억해도 지식은 감당 못 할 정도로 많이 쌓을 수 있기 때문이다.

비록 정규 교육을 받지 않았다고 해도 말이다.

나이는 책보다 낫다고 했듯이 물에 의한 기억력 상승이 그러하다.

다시 신체 물 비율 구성으로 가보자.

몸 전체 혈액의 양은 몸의 1/3에 해당한다.

혈액이 몸 전체를 순환하는 데는 약 46초 정도가 걸린다. 혈액의 성분은 적혈구, 백혈구, 혈소판, 혈장, 림프구로 구성되어 있는데 그중 적혈구는 65~70%가 물로 구성되어 있고 혈장은 98%가 물로 구성되어 있다.

혈장에 물 부족 현상이 오면 피가 탁해지고 피가 탁해지면 당뇨, 고혈압 동맥경화 아토피 같은 질환에 쉽게 노출된다. 산소 부족과 더불어 영양소를 세포로 이동하는데 속도가 느려 정상 공급이 어려워지고 동시에 노폐물 체외 배출 과정에서 상당한 저항이 걸리게 된다.

이런 과정이 진행된다는 것은 결국 몸 전체에 면역력이 떨어지게 된다는 것이다.

신장을 통과하는 물의 양은 하루 180ℓ 정도 된다.

체중 70kg이 나가는 성인의 경우 70%가 수분이라고 한다면 49ℓ가 물이라는 계산이 나온다.

물이 하루에 신장을 통과하는 횟수는 4~5회 정도가 된다.

그 가운데 1, 5ℓ는 노폐물과 함께 소변으로 배출된다.

신장은 혈액을 정화하는 하수·폐수 처리장과 같다.

물이 부족하면 이 시스템에 문제가 생기게 되고 그러면 몸에 독소와 노폐물이 그대로 쌓여서 혈액이 탁해진다.

소변이 농축되면 누런색이 되는데 그러면 요산이 형성되어 통증을 유발하고 칼슘이 빠져나가지 못해 신장 결석 및 각종 성인병과 신장 질환 등을 일으키게 된다.

미치는 영향

생명의 피라는 말에서 볼 수 있는 바와 같이 많은 경우에 피는 바로 생명 자체와 동일시되고 있다.

적절하게도 피의 4/5 이상은 물이다.

물은 그것이 가지고 있는 독특한 여러 가지 특성으로 인하여 생명을 유지하는 데 아주 적합하다.

예를 들어 물은 다른 어떠한 액체보다 더 많은 물질을 용해할 수 있다.

또한, 물은 생명 유지에 필요한 화학 물질들을 가지고 우리의 몸을 이루는 세포벽을 자유로이 넘나들 수 있는 특성을 있다.

동시에 물은 세포 내에서 복잡한 화학 반응을 일으키는 매체로서의 역할도 한다.

연료를 태울 때 자동차 엔진이 열을 내는 바와 같이 우리가 먹은 음식물이 연소되어 열을 내게 된다.

그러면 "우리의 몸은 어떻게 하여 섭씨 37도의 온도를 계속 유지할 수 있는가?" 바로 물 때문이다!

몸속에 있는 물이 예를 들어 수은이라면 우리의 세포로부터 나오는 열은 체온을 지금보다 30배나 더 빨리 상승하게 할 것이다.

그것은 온도를 변화시키는 데 물이 다른 대부분 물질보다 훨씬 더 많은 열량이 필요하기 때문이다.

체온을 조절하기 위해 물은 다른 면으로 역할 수행도 한다. 빠른 혈액순환을 통해 열이 전체에 고루 퍼지게 하며 과도한 열은 공기 중으로 발산되도록 피부로 신속히 이동시킨다.

반면 몸이 차가워지면 몸을 구성하는 물속에 저장되어 있던 열은 마음대로 사용되도록 사지에 온기를 공급한다.

이런 독특한 마련으로도 몸은 발생한 열을 신속히 다 제거하지 못한다.

그러나 물의 다른 놀라운 특성이 작용하게 되는 데 그것은 바로 증발 현상이다.

그것은 어떻게 도움이 되는가?

약 1/2ℓ의 물이 증발되면 그 물의 온도를 1도 올리는 데 드는 열량의 1, 100배 정도의 열량을 빼앗아 가게 된다.

미풍이 피부를 스쳐 가면서 습기를 말릴 때 그 냉각 효과를 우리는 느낄 수 있다.

모르는 사이에 매일 피부와 폐의 호흡을 통해서 약 1ℓ의 물이 몸에서 증발되어 많은 열량은 그러한 방식으로 계속 방출되고 있다.

그러나 더운 날이라든지 보통보다 활동을 더 많이 하게 될 때 우리의 땀샘은 더 많은 물을 내놓는다.

하루에 4ℓ 정도를 낼 수 있다.

뚝뚝 떨어지는 땀보다 피부에서 증발되는 땀이 막대한 열량을 소비하게 한다.

그것은 확실히 놀라운 냉각 방식이다.

▶ 몸은 물이 필요하다

물이 우리 몸의 많은 부분을 차지하고 있으므로 몸에 물을 잘 공급하는 일이 필요하다.

사람이 음식을 먹지 않고 80일간을 생존할 수 있지만, 물을 마시지 않고는 10일 이상을 견디기 어렵다.

몸에 정상적으로 있어야 할 수분 가운데서 한 방울만 부족하여도 곧 갈증을 느끼게 된다.

1~2%만 수분이 부족하면 괴로움과 고통을 느끼게 된다. 5%가 부족하면 살갗이 움츠러들고, 입과 혀가 타며 환각 상태가 시작된다. 15%가 부족하면 일반적으로 빈사 상태가 된다.

우리의 몸은 계속 수분을 잃고 있다.

피부와 호흡을 통해서 1ℓ 정도 정상적으로 잃는 외에, 1.5ℓ 혹은 그 이상은 대소변을 통해서 잃게 된다.

우리 체액의 균형을 유지하기 위하여 정상적으로 소비되는 2.5~3ℓ의 물 외에도 땀이나 심지어 눈물로 흘려진 수분까지도 매일 보충되어야 한다.

그러면 "우리는 매일 3ℓ 정도의 물을 마셔야 하는가?"

우리가 심하게 땀을 흘리지 않는 한 그렇지는 않다.

사실상 우리가 필요로 하는 물의 약 삼 분의 일은 우리가 먹는 고형 식물에서 얻어지게 된다.

그러한 식품은 대부분 물일 경우가 많다.

빵도 약 삼 분의 일이 물이다.

체세포들이 우리가 먹은 음식 속에 들어있는 수소(H)를 연료로서 태우려고 산소(O)를 사용하므로 우리의 체세포 내에서 화학적으로 거의 1ℓ 정도의 물(H2O)이 생산된다는 점은 흥미 있다.

그러므로 우리가 우유, 커피, 주스의 형태로 혹은 직접 물을 매일 대여섯 잔 정도 마시면 되는 것이다.

물은 지상에서 가장 풍부한 물질 중의 하나이지만, 마시기에 적합한 물을 공급한다는 것은 매우 중요한 과제이다.

물은 다른 여러 가지 물질들을 용해할 수 있으므로 정화하지 않고 물을 마시는 것은 안전하다고 할 수 없다.

물이 그러한 효과를 나타내는 이유를 알아보자.

신장은 충분한 수분이 없을 경우 제대로 기능을 발휘하지 못하는데 그렇게 되면 간이 신장을 지원하게 되어 신진대사 작용을 통해 지방을 효과적으로 처리하는 간의 능력이 저하된다.

그로 인해 지방이 몸에 저장된 상태로 남게 되어 체중은 늘게 된다.

▶ 물을 마시면 체중이 준다!

첫째, 물은 열량과 지방과 콜레스테롤이 없다.

둘째, 물은 식욕을 억제한다.

셋째, 물은 저장된 지방을 처리하도록 도와준다.

미국 애리조나 주 스코츠데일에 있는 사우스웨스트 비만 치료 영양센터의 도널드 로버트슨 박사는 이렇게 말합니다. "적절한 수분 섭취는 체중을 줄이는 열쇠이다."

살을 빼려고 하는 사람이 물을 충분히 마시지 않는다면 몸은 신진대사 작용을 통해 지방을 제대로 처리할 수 없다.

물론 체중 증가의 한 가지 흔한 원인은 신체 조직에 수분이 비정상적으로 축적되는 것이다.

그러한 수분 축적 문제가 자주 나타나는 많은 사람은 수분 섭취를 줄이는 것이 해결책이라고 생각한다.

하지만 사실은 정반대이다.

몸에 물이 부족하게 되면, 우리 몸은 발이나 손, 다리와 같은 부위에 물을 저장하는 방법으로 이용할 수 있는 물을 최후의 한 방울까지 다 잡아 두려고 한다.

영양학자들은 우리 몸이 필요로 하는 물을 충분히 섭취할 것을 권장한다.

또한, 당신이 염분을 많이 섭취하면 할수록 당신의 몸은 염분을 희석하기 위해 더 많은 물을 축적하게 될 것이라는 점을 기억하십시오.

▶ 물 공급

평균적으로 매일 약 2ℓ의 물이 피부와 폐와 장과 신장을 통해 배출된다.

숨을 내쉬는 것만으로도 매일 약 0.5ℓ의 수분이 없어진다. 그렇게 소비되는 물이 채워지지 않는다면 우리 몸은 탈수 상태가 될 것이다.

탈수의 몇 가지 증상으로는 두통, 피로, 근육통, 색이 진한 소변, 더위를 못 참는 일, 입과 눈의 건조함 등이 있다.

물은 얼마나 마셔야 하는지에 대해서 비만 치료 전문가인 하워드 플랙스 박사는 다음과 같이 말한다.

건강한 사람이라면 최소한 하루에 250㎖ 컵으로 8~10컵을 마셔야 한다.

운동을 많이 하거나 기후가 더운 곳에서 살고 있다면 물을 더 많이 마실 필요가 있다.

그리고 체중 과다인 사람은 정상 체중을 10㎏ 초과할 때마다 추가로 한 컵의 물을 더 마셔야 한다.

오늘날 일부 사람들의 말에 따르면 갈증이 심한 경우라면 이미 어느 정도 탈수가 된 것일 수 있지만, 다른 조치 없이 목이 마를 때 물을 마시는 것으로도 충분하다고 합니다.

▶ 다른 음료는

물에 희석한 과일 주스나 채소 주스는 수분 섭취에는 좋지 만 칼로리가 있다.

또한, 설탕과 우유가 많이 들어 있는 음료는 몸이 물을 더 필요로 하는데 그러한 것들을 소화하려면 물이 필요하기 때문이다.

술과 커피, 차 등 카페인이 함유된 음료는 가벼운 이뇨 효과가 있으므로 소변으로 배설되는 수분을 대치하려면 더 많은 물을 마실 필요가 있다.

이 소중한 액체인 물을 대신할 만한 것은 어디에도 없다.

▶ 독소를 씻어낸다

물이 인체에서 하는 일 중 중요한 기능의 한 가지는 신체로부터 독소와 염분 및 이물질을 몸 밖으로 배출하는 일이나 불행하게도 인간은 많은 양의 소금을 사용한다.

수 세기 전부터 현재까지 사람들은 소금이 무엇인지도 모른 채 많은 양의 소금을 사용한다.

일본인들은 세계에서 가장 많은 소금을 먹는 민족이다.

미국인도 소금 소비에 있어서 일본인에 뒤지지 않는다.

한국인들 또한 소금 소비는 일본, 미국과 비슷한 수준이다. 미국인들은 음식에 많은 소금을 쳐서 먹을 뿐 아니라 햄, 베이컨, 핫도그, 런천미트, 콘비프, 감자 칩, 소금을 더해 조리한 땅콩 등 많은 소금이 가미된 음식을 먹는다.

미국에서는 심장 질환이 제일의 사인(死人)이다.

30대에서 벌써 고혈압, 심부전증, 관절염, 동맥경화 (죽음에 이르는 가장 큰 증세의 시초) 등으로 고생하고 있다.

물은 콜레스테롤 수치를 낮게 하는 데 도움이 된다.

혈색을 좋게하기 위하여 좋은 물은 미와 건강에 가장 좋은 자연 강장제이다.

인간이 좋은 물을 올바르게 마시게 되면 그들은 보통 물을 마시는 사람보다 더 오랫동안 젊은 모습을 유지할 수 있다. 물은 신체 세포의 수분을 정상 세포로 유지하고 탈수 현상을 방지한다.

얼굴과 목에 주름이 생기지 않도록 하여 오랫동안 젊은 모습을 간직할 수 있도록 해준다.

'브래그 박사 건강법' 중에서

▶ 최상의 몸 상태 양질의 물

양질의 물(순수)이나 신선한 과일, 채소의 즙을 마시면 혈액순환
이 좋아진다.

양질의 물은 인간의 정신과 뇌의 활동을 활발하게 하는 데 도움
을 준다.

그래서 더욱 정확하고 훌륭하게 사고할 수 있도록 한다고 믿는다.

인간의 뇌에는 약 150억 개의 세포가 있는데 이것들은 약 70%
가 물로 이루어져 있다.

정신 질환자나 신경질적인 사람은 너무 자신의 근심과 고민에
집착하여 좋은 물 마시는 것을 잊어버리고 담배, 술, 커피, 콜라와
같은 물질을 많이 취하는데 이런 것들은 위에서 물이나 다른 음식
물과 섞여서 아주 묽어지지 않으면 열과 산성 독으로 신경을 어지
럽힌다.

신경이 원활하게 작용하게 하기 위해서는 적당량의 양질의 물이
충분히 필요하다는 것을 기억하라.

수분이 부족하게 되면 반드시 고통을 당하게 된다.

질병에 대한 경고

우리의 인체기능은 스스로 조절되고 정리된다.

또한, 정신기능은 인체 기능과의 관계없이 자유의지에 따라 행동할 수 있도록 지시한다.

이 두 과정에서 질병은 인체가 스스로 조절되는 환경의 한계를 넘어서거나, 넘어서게 한다면 인체는 조절능력의 한계로 어떤 질병으로 발전한다.

자신이 처해있는 환경이나 상황에 따라 자신의 몸에 어떤 질병이 발생하였다면 그것은 스스로(대부분) 자신의 자유의지 결정에 따라 행동한 잘못된 결과이다.

그리고 그 결과의 교훈은 그 질병이 발생할 수 있었던 과정을 더 이상 되풀이 하지 말라는 강력한 경고인 것이다.

또한, 그 경고를 어떻게 받아들이느냐에 따라 더 나은 결과를 만들 수도 있다.

예를 들어,

음주를 많이 하여 몸이 힘들어질 경우, 다음부터는 술을 적당히 하든지 아니면 더이상 삼가라는 몸의 경고이다.

그 과정을 반복하면 더 큰 어떤 질병으로 발전할 수 있기 때문이다.

경고를 무시하면 재앙이 곧 뒤따라온다.

최상의 물 순수

순수(純水)란 말 그대로 H2O 그 자체만 있고, 물속에는 물 외적인 물질이 전혀 없는 것을 말한다.

물 외적이라는 것은 유기물, 무기물을 말하는데 다시 말하면, 물속에는 생물체의 구성 요소든 비 생물체의 구성 요소든 아무것도 없는 것을 뜻한다.

그것을 총 고형물(Total dissolved solids)이라고 하는데 그런 물질이 하나도 없는 것을 말한다.

만들어진 순수를 용기에서 끓이면 그 물도 순수가 아니라고 보는데, 이는 물을 끓이면 용기 자체 원소들이 용해 용출되기 때문이다.

특히, 마시는 마시는 물의 순수는 언제나 생수가 좋다.

식품이나 음식에 포함된 순수와 마시는 순수는 그 역할과 기능이 다르다.

다시 말하면 주스, 수박, 고로쇠 같은 물도 순수하다고 말할 수 있지만, 순수와는 엄연한 차이가 있다.

주스, 수박, 고로쇠 같은 물은 영양소를 품고 있어 순수와는 본질적이고 기능적인 차이가 있다.

마시는 물은 물속에 무엇이 있느냐 없느냐에 따라 몸에서 일어나는 기능적 수행 능력이 다르다.

즉, 이동, 공급, 세정 능력이 다르다는 말이다.

▶ 기능이란

물의 특성은 용해, 분해, 물질 이동으로, 물은 우리 몸 세포와 혈관을 자유롭게 이동을 한다.

이동수단에 의하여 사용하고 난 폐기물은 분해 중화하여 몸 밖으로 배출한다. 배설 능력은 물질량에 비례하며, 어떤 물질이냐에 따라 배출도 되고 농축도 된다.

순수는 식물 속 물보다 녹아있는 물질이 없어 몸속에서도 기능적 역할이 뛰어난 것이다.

그래서 마시는 물은 가능하면 식품으로 만든 물보다 순수를 마시는 것이 더 바람직하다.

식품으로 만든 마시는 물은 영양이고, 순수는 청소를 담당한다.

잘 마시는 방법

어떤 물을 어떻게 마시느냐에 따라 효능에 차이가 있는데 이는 냉수(10℃~17℃)와 미지근한 물(25℃~35℃), 약간 뜨거운 물(60℃~65℃), 아주 뜨거운 물(85℃~90℃)로 나눌 수 있다.

건강한 사람은 냉수가 좋지만, 몸이 아프거나 허약한 사람은 따뜻한 것이 좋다.

가능하면 생수를 그냥 데워서 마시고, 물과 차는 따로 구분하여 마시는 것이 좋다.

건강 체질에 몸이 아프고 피곤하거나 힘이 없고 몸 상태가 안 좋을 때는 생수(순수)를 넉넉하게 마시는 것도 좋은 효과를 기대할 수 있다.

하지만 더욱더 좋은 방법은 뜨거운 물(90℃~95℃)을 마시면 피로가 잘 풀리고 활력이 생겨 몸이 가뿐하여진다.

그뿐만 아니라 감기가 있거나 목에 가래가 있거나 기침을 할 때, 아주 뜨거운 물(90℃~95℃) 400cc~600cc 정도를 마시면 좋은 효과를 기대할 수 있다.

감기와 가래가 없어지고 피로가 풀려 몸 상태가 좋아진다.

뜨거운 물

인간이 뜨거운 물을 마실 수 있는 온도는 65℃도 정도이다. 이 정도는 물에 입을 대고 바로 마실 수 있지만, 그 누구도 끓는 물을 바로 마실 수는 없다.

하지만 방법에 따라 끓는 물도 바로 마실 수 있다.

"물 온도가 높은 물을 마시면 어떤 영향이 있는가?"

감기와 가래, 기침이 사라지고, 피로가 없어지는 등 큰 효과가 있다.

뜨거운 물이 목을 타고 연속적이고 지속해서 몸으로 흘러들어가면 목에 있던 잡균, 이물질들이 죽거나 흐르는 물에 의한 세정 작용으로 목에서 위로 위치 이동을 하게 된다.

뜨거운 물이 몸에 들어가면 몸에 열이 나고 대사기능에 영향을 받아 활력이 생긴다.

<hr>

순수의 상식

순수란 Resistivity 1㏁/㎝/25℃~10㏁/㎝/25℃이다.

칼슘, 마그네슘은 물을 끈끈하게 하는 경도 성분(센물이라고도 함)의 주된 물질이다.

경도란, 한자로 硬度, 영어로는 Hardness다. 딱딱하다는 뜻이다.

칼슘, 마그네슘은 돌가루이고 칼슘, 마그네슘은 경도를 총칭하는 주성분들이다.

물을 끓여 증기를 냉각하면 증류수가 된다.

이것을 증발식 증류수라 하는데 에너지가 풍부한 중동 지방의 해수 담수화에 주로 사용되며 60~70년대에는 각종 실험실에도 사용했으며 실험실에서는 그것을 1차 순수라고 한다.

순수는 일반 순수와 초순수로 나눈다.

순수와 초순수의 사용 용도에 대해 알아보자.

식품, 전자, 과학, 의학 등과 결합 측정, 분광 측정, 효소 및 유전 공학 연구 등의 기초 과학 분야는 물론 반도체를 비롯한 High technology 산업에 이르기까지 광범위한 분야에 걸쳐 핵심적인 재료로 사용된다.

필자는 최고의 마시는 물로 사용하는데 순수와 초순수는 마시는 물로서도 최고의 물이기 때문이다.

많은 사람이 먹어서는 안 되는 물이라고 잘못 알고 있지만, 그것은 잘못된 상식이다.

경험 없는 수직 교수에 의한 원인일 수도 있다.

정주영 회장님의 유명한 말씀이 있다.

"너, 해봤어!"

증류방식으로 만든 순수는 청정 지역의 빗물보다는 더 깨끗한 Resistivity 5㏁/㎝/25℃ 정도이다.

현대 수처리 기술은 가정에서도 초순수 수질인 Resistivity 17 ㏁/㎝/25℃ 정도의 초순수를 쉽게 만들 수 있다.

결론(結論)

이렇듯 물은 주변에 가장 흔하면서도 무시해서는 안 될 기능과 능력이 있다.

순수를 잘 마시는 것 하나만으로도 기본적인 건강을 유지 할 수 있다.

물은 약이나 음식과는 달리 독소나 부작용이 거의 없다.

인체에 관한 한 순수는 이유를 막론하고 과유(過猶)는 없다. 인체에서 일어나는 모든 생체 반응은 물에 의해서 이루어지기 때문이다.

물은 인체에 면역력을 길러주고 스스로 치유하는 자정 능력을 키워 준다.

이를 위해서 맑고 깨끗한 순수를 충분히 보충해 주는 것이 몸의 대사 능력을 키워주는 초석이 된다.

건강을 위해 질 좋은 물, 미네랄이 없는 순수를 체내에 충분히 공급해주는 것을 생활화하는 것이 그 어떤 음식보다,

그 어떤 보약보다 우선하는 이유다.

물은 금방 효과를 보는 양약이 아니다.

오히려 건강을 기대할 수 있는 순수는 평생동안 습관적으로 생활화해야 한다.

그러면 자신도 모르게 좋은 건강을 확인할 수 있다.

필자는 순수 마시는 습관을 생활화한 지 이십 년 이상이 되었다.

처음엔 직업상 수처리 엔지니어로 초순수(순수보다 더 깨끗한 물) 제조 장비를 설계 제작 하여 관련 기업에 납품하면서 마시기 시작했다.

그것이 계기가 되어 지금까지 이십 수년 동안 습관적으로 생활화하게 된 것이다.

순수는 마셔도 설사가 나지 않으며, 순수가 단지 공업용으로 쓰이는 것만은 아니다.

순수는 마시는 물로서도 질 좋은 물이라 할 수 있고, 순수에 대한 상식 대부분은 잘 못 알고 있는 것이 많다.

'순수 음용'
경험해 보시기 바랍니다!

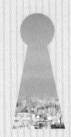

Chapter **03**

구강보건
"충격 / 혁신"

충치, 풍치 잇몸질환으로 고생 하
십니까?
치석만 제거하면 거의 해결이 된다
치석은 병원이 아니면 방법이 없다
돈 한 푼 들지 않고 치석을 완전제
거 한다는데
"양지치"의 혁신적이고 충격적인 사
실이 있다

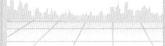

치아는 오복 중에도 첫째로 꼽고 있으며 치아가 건강하면 몸도 건강하다.

본서는 치아 질병을 예방하고 해결하는 방법을 제시한다.

모든 질병이 고통스럽지만, 구강 질병은 특히 더 고통스럽고 건강에도 치명적이며, 그것을 이겨내는 방법은 몸에 좋은 음식을 먹는 것이다.

첨단 치과 기술이 발전에 발전을 거듭하고 있지만, 충치 풍치로 인한 치아 질병의 고통은 별로 달라진 것은 없다.

이유를 가만히 생각해보면 상업적 의학 때문이 아닌가 싶다.

상업적 현대 기술은 돈이 안 되는 기술은 하나도 없고 돈이 안 되는 기술은 아무리 좋은 것이라도 무소불위(無所不爲)의 거대 조직에 의하여 함몰시켜 버린다.

본서는 치아 질병 예방 및 치료 방법을 소개한다.

본 기술은 단순하여 누구나 쉽게 할 수 있고 치약을 전혀 쓰지 않아도 된다.

또한, 본 기술은 칫솔 양치에서는 절대 불가한 치석을 깨끗하고도 완벽하게 제거한다.

치석만 없으면 구강질병은 거의 없다.

결과는 칫솔 양치를 훨씬 능가한다.

치아질병의
암 덩어리 "치석"

양치의 역사

인류는 충치와의 투쟁을 3500년 전까지 거슬러 올라간다. 기원전 1500년대 이집트에서는 열매 가루와 돌가루 등을 꿀에 섞어서 이에 발랐고 300년 뒤 메소포타미아에서는 백반과 박하를 손가락에 발라 이를 닦은 기록이 있다.

"조선 시대에는 어떻게 양치질을 했을까?"

기록에 따르면 조선 시대는 손가락에 소금을 묻혀서 이를 닦았다고 한다.

허준의 동의보감에 "소금을 손가락에 묻혀 이를 닦고 물로 헹구었다. 이렇게 양치를 하면 이에 남은 술독이 제거된다."라는 구절이 있는 것으로 보아 조선 시대에도 손가락과 소금을 이용하여 이를 닦았다고 생각된다.

그러나 그 방법은 현대의 치약에 의한 칫솔 양치보다 못한 것이 사실이다.

양치의 어원

양치질의 어원은 '양지질'로서 양지(버들양, 가지지)에 접미사인 질이 붙어서 이루어진 단어라고 전해진다.

고려 시대 문헌인 계림유사에 보면 '양지'로 나타나고 그 이후의 한글 문헌에도 '양지질'로 표현되어 있다.

즉, 양지(버드나무 가지)로 이빨을 닦는 것이 고려 시대의 이를 청소하는 방법이라 보인다.

오늘날 이쑤시개를 버드나무로 만드는 것은 이로부터 비롯되어진 것 같다.

'참고' 버드나무 껍질(Willow Bark)에는 타닌(Tannin), 플라보노이드(Flavonoid), 살리실(Salicylic) 등이 들어 있고 살리실산은 통증과 염증을 없애는 살균작용을 하며 이 살리실산이 아스피린의 기본 물질이라고 한다

(출처 위키백과)

그래서 이를 청소하는 것을 양지질이라고 했던 것인데, 어원이 점차 희박해지면서 이의 한자인 치에 연결해 양치로 해석하여 양치질로 변한 것이다.

고대 양치

이처럼 초기에는 손가락으로 양치질을 하다가 영국과 중국에서 돼지 털의 강모와 돼지 뼈로 만든 획기적인 칫솔이 발명되면서 우리나라도 쓰게 되었다고 한다.

당시 칫솔이 없는 평민들은 손가락에 고운 모래나 흙을 묻혀 닦았다 하고 그 후에는 평민층에도 가루를 낸 소금을 치분이라 하여 양치를 한 것이 대중화되었다고 전해진다.

오늘날과 같은 치약은 1955년에 치약이 나오면서 사용하기 시작했다

현대 양치

과학의 발전으로 화학 약품과 플라스틱이 개발되면서 칫솔과 치약 개발이 다양화되고 용도와 기능별로 발전되어 그 어느 때보다 고급스러운 양치 기구들이 보편화되었다.

그로 인해 국민 대다수가 부담 없이 사용하고 있다.

또한, 병원과 의사 의료 장비도 해를 거듭할수록 더 나은 장비와 기술, 지식을 더해가고 있다.

덕분에 국민들의 구강 보건 위생에 많은 도움을 주고 있는 것도 사실이다.

그러나 현실이 이러함에도 불구하고 많은 사람이 아직도 구강 문제로 고통스러운 삶을 사는 것 또한 해결해야 할 과제이다.

양치 현실

칫솔 양치의 역사는 기원전 1500년 즉, 3500년 전 이집트와 메소포타미아의 충치 예방 기록에도 그 이력이 남겨져 있다.

그러나 3,500여 년이 지난 지금도 충치 정복에 선을 긋지 못하고 수많은 사람이 고통의 인내를 요구받고 있다.

구강 질병의 주된 원인 물질은 치태라고들 하지만 원인을 알고 보면 치태가 아니라 치석이다.

칫솔 양치로는 치석을 제거하는 데는 다소 무리가 있어 완전 제거를 못하고 치태만 제거할 수 있다.

치석만 제거할 수 있다면 구강 질병은 거의 없다.

칫솔 양치로 제거 못 한 치석은 병원에서만 제거 가능하다고 정의되어 있다.

　현대 양치 기구들과 약물은 다양하다.

　칫솔, 전동 칫솔, 치간 칫솔, 치실, 각종 치의 기구, 각종 기능성 치약, 구강 소독 약물 등 수많은 기구와 약품, 민간요법 또한 많이 나와 있지만, 특별한 효능은 없고 다양한 상품을 만드는 기업들 이익에만 일조한다.

　병원에 가지 않고 스스로 치석을 제거할 수 있다면야 문제 없겠지만, 병원을 통하지 않고서는 쉽게 제거할 수 없는 것이 치석이다.

　이러한 치석 제거를 위해 병원을 찾는 사람들이 늘어나고 있다.

　'치석만 제거하면 구강질병은 거의 끝나는데.' 충치 풍치로 인한 구강 질병 대부분은 치석 때문이다.

　치석 때문에 충치가 발생하여 치아가 썩고, 풍치와 염증 등으로 인해 잇몸이 함몰된다.

　결국, 치석으로 인해 이를 뽑고 의치를 하게 되는 결과를 초래한다.

　현대 의학은 최첨단 기술과 기구로 고통을 최소화하고 더 나은 지식과 더 나은 기술로 환자를 치료한다.

　병원을 열심히 잘 다니고 잘 치료하면 평생을 질병 없이 건강하게 살아갈 수 있다.

　하지만 현실은 그게 아니다.

병원을 찾는 사람보다 찾지 않는 사람이 더 많고 치아 고통을 호소하는 사람이 많기 때문이다.

여러 가지 이유가 있겠지만, 현실이 그러하다.

사람들은 치석의 심각성을 인지하지 못하고 내버려두다가 더 큰 일을 치르고 있다.

이것이 현 상태의 문제이고 해결해야 할 과제이다.

칫솔과 치약

칫솔은 치태를 제거하는데 주목적이 있다.

치석 제거에도 도움이 된다고는 하지만 치석은 진행형이고 진행되는 치석은 거의 제거를 못 하는 것이 정론이다.

칫솔 치약에 문제가 있는 것일까?

칫솔모는 주로 나일론 재질이라고 한다.

나일론 제질은 미끄럽고 특히, 물이 함께하면 더욱 미끄럽다.

그러한 특성의 칫솔모는 치석 제거에 부족함이 있다.

치석은 칫솔모가 까끌까끌해야 잘 닦인다.

나일론 재질 칫솔모가 미끄러우므로 끝을 날카롭게 하기도 하고 뾰족하게 하는 등 여러 모양으로 하기도 한다.

이렇게 만든 칫솔이 새것일 때는 잘 닦이지만, 사용을 조금만 하면 쉽게 마모되어 기능이 떨어진다.

기능이 떨어진 칫솔에서 치석 제거는 기대하기 어렵다.

문제는 또 있다.

새 칫솔일 때 칫솔모는 끝이 날카롭다.

끝이 날카로우면 치석 제거는 어느 정도 기대 할 수 있지만, 범랑질이 공격을 받고 범랑질은 치아의 생명이다.

범랑질이 손상되면 산(酸)과 세균에 공격을 받아 치아 손상이 일어날 수 있다.

칫솔이 새것일 때 더욱 세심한 주의가 요구된다.

치약은 칫솔의 보조 역할을 한다.

치약은 치태, 치석, 색소 침착물 및 음식물 찌꺼기를 칫솔의 솔질과 함께 물리적 화학적으로 제거한다.

이런 점으로 볼 때 치약은 각종 화학 물질의 백화점이다.

치약에는 연마제(돌가루)를 비롯하여 충치 예방용 및 살균용 불소와 냄새 제거 향료, 거품이 나는 계면 활성제, 치아 미백제 등이 사용된다.

치약은 양치 후 잔류 치약이 문제점이다.

잔류 치약은 잘 헹구지 않으면 입안에 남아있어 결국, 목으로 넘어가는 것이 문제다.

치약은 일부라도 목으로 넘어가면 좋을 것이 없다

치약은 칫솔모의 시너지 효과를 기대하지만, 기대에 못 미치는 것이 치약의 현실이다. (2010. 12. 24 스펀지)

미래 구상(構想)

우리가 매일 아침 저녁으로 하는 양치질에서 자연스럽게 치태 뿐만 아니라 치석까지 제거할 수 있다면 더 좋은 양치 방법은 없을 것이다.

그렇게 되면 치태와 치석으로 인한 도미노식 구강 질병은 거의 없을 것이다.

치아에 평화스러운 날들이 더 많을 것이다..

구강 질병은 도미노식 연쇄 반응을 하여 그냥 두면 갈 데까지 간다.

지금의 칫솔 치약으로는 한계가 있다.

치과 협회에서 3, 3, 3 양치 법을 강조하지만 이것도 실행에는 한계를 드러내고 있다.

그 이유는, 세대별로 인식과 생활이 다르기 때문이다.

인식과 습관이 잘 정리되어 생활에 적용을 잘 하면 문제가 되지 않지만 그 인식과 습관이 문제다.

구강 질병은 모든 연령층에서 무차별 발생하기도 하지만 대체적으로 장년기로 접어들면서 나타나기 시작하여 노년기에는 상당한 진행 상태가 된다.

관리를 어떻게 하느냐에 따라 달라지지만, 풍치로 인한 고통은 소름 끼칠 정도라고 하니, 그 아픔을 겪어보지 않은 사람은 그 고통의 무게를 모를 것이다.

치료와 발치 의치의 과정은 마취를 해도 고통스럽긴 마찬가지다.

고통을 감내해야 할 이유는 먹어야 하기 때문인데 먹지 않으면 생을 유지 할 수 없다.

우리가 바라는 것은 음식을 맛있게 먹는 것이다.

맛있게 먹는다는 것은 즐거움이 있고 건강이 있다는 것이나 현실은 구강 질병으로 인한 고통을 인내하고 사는 사람이 많다.

장년기부터 시작되는 치주질환에 자유로운 사람은 거의 없다는 것 또한 사실이다

치주질환은 인간 역사와 더불어 불가분의 필연적 동반 관계로 볼 수밖에 없다는 관념적 인식이 되어 버렸다.

치과적인 더 나은 기술이 아쉽다.

비용도 들지 않고 고통도 없이 간단하고 단순하게 누구나 양치만으로도 치석을 제거하여, 구강에 즐거운 평화가 올 수 있는 자기 관리 기술이 아쉽다.

이것이 더 나은 미래 구상이다.

구상(構想)이론

치태는 주로 유기물질 이고 치석은 주로 무기물질 이다.

유기물질 이란 생명체를 구성하는 모든 물질을 총칭하는 것으로 당류, 단백질, 지방, 탄수화물, 비타민 등이 있다.

무기물이란 유기물 이외의 화합물 즉 생명력이 없는 금속 비금속성을 총칭하는 것으로 칼슘, 마그네슘, 나트륨 등이다.

수분이 함유된 유기성은 딱딱하지 않은 것이 특징인데 치태가 그러하다.

무기성은 수분이 함유되어도 딱딱한 것이 특징이고 바로 치석이 그러하다.

유기물은 수산화나트륨($NaOH$) 용액을 사용하면 분해되어 잘 제거되고 잘 지워진다.

수산화나트륨($NaOH$)을 보통 양잿물이라고 하는데 수산화나트륨($NaOH$)은 비누의 주성분으로 쓰인다.

무기물은 염산(HCl) 용액으로 지우면 신기하게 지워진다.

입속 치석은 무기물이라도 입 안에 있으므로 약품을 써서 지울 수가 없다.

입안의 수분을 함유한 무기물은 직물 섬유로 문지르면 약품을 사용한 것만큼은 아니라도 조금씩 잘 닦인다.

이는 직물 섬유의 특별함 때문이다.

하지만 나일론 섬유로는 절대로 닦이지 않는다.

이것이 이물질 제거의 기본 이론이고 현실이다.

청소에는 직물 섬유가 정답이다.

치아에 묻은 치태, 치석도 마찬가지다.

치아에 묻은 치태 대부분은 유기성이고 치석 대부분은 무기성이라고 보면 맞다.

치아에 묻은 치태, 치석은 칫솔질보다 직물 섬유가 최고다. 직물 섬유는 약품의 도움 없이도 문지르면 조금씩 서서히 닦여 나온다.

어느 시점에는 깨끗하고 완전하게 닦인다.

구상 이론 직물 섬유가 정답이다.

섬유의 특성

직물 섬유는 여러 종류가 있다.

천연 섬유(면, 마, 모, 견), 합성 섬유(나일론, 아크릴, 폴리에스터, 폴리우레탄), 재생 섬유(레이온, 아세테이트) 등이 있다.

▶ 섬유의 특성은?

수분 흡수력이 좋다.

수분을 흡수한 섬유는 세정력이 뛰어나다.

수분을 흡수한 섬유는 인장, 장력, 항복 강도가 뛰어나다.

섬유의 표면은 미세 조직으로 부드럽고 촉감이 좋다.

섬유는 가로줄과 세로줄이 서로 정 방향 또는, 부정형 방향으로 엉켜 있어 사이가 비어있는 중공 구조로 되어 있다.

물을 먹은 직물 섬유는 인장, 장력, 항복 강도가 높아 문질러 닦음질할 때 표면 흡수력이 뛰어날 뿐만 아니라, 물의 세정력과 함께 이물질이 중공 구조 안으로 흡수 된다.

직물 섬유는 입속에서도 불쾌감을 주지 않는다.

▶ **직물 섬유로 양치를 한다?**

문제는 선입견과 고정관념이다.

그러나 치석을 제거할 방법이 이것밖에 없다면 선입견과 고정 관념이 문제가 아니다.

이건희 삼성 회장은 상식의 고정 관념을 바꾸면 새로운 세상이 보인다고 했다.

상업 우선적인 현대 의학은 이 방법을 지지하지 않는다.

한 푼 이익이 없기 때문이다.

필자는 선입견과 고정 관념을 깨고 체험하였다.

처음에는 다소 어색했지만, 결과는 매우 만족했다.

하면 할수록 신비할 정도로 만족함이 더해 갔다.

신비라는 말이 이런 것이 아닐까 한다.

정말 신기하고 신기하게 놀라울 정도로 잘 닦인다.

사람들이 대수롭지 않게 생각하고 이상의 관념에 눌려 차마 해 보기를 꺼려했던 그 사실이 신기에 가까운 현실이 된 것이다.

이로 인해 날이 갈수록 치태는 물론 치석이 조금씩 닦였고 시작 15일 정도가 되니 치석이 거의 없어졌다.

물론 치석의 많고 적음의 정도와 방법과 횟수에 따라 다르게 나타나지만,

필자 체험에 의하면 시작 한 달 정도가 되니 흔들리던 치아도 다시 고정되었으며 누렇던 치아도 희게 되고 부실하던 잇몸도 회복되었다.

치아가 부실에서 회복 상태로 진행하고 있는 것이다.

병원에 가서 약 한 알 먹지 않고 돈 한 푼 들이지 않고 고통도 없이 즐겁고 자연스럽게 치아는 마침내 모두가 정상으로 돌아온 것이다.

치태와 치석이 없어지면서 잇몸이 건강상태로 회복 되면서 흔들리던 이가 고정되 전에는 씹을 수 없었던 딱딱한 음식물을 씹을 수 있게 된 것이다.

그 결과 짜증과 고통에서 벗어나 매일 기쁨과 즐거움과 희열의

생활이 지속되고 있다.

　고통을 당헤보지 않는 사람은 그 희열을 모른다

　의사라도 고통을 당해보지 않은 사람은 모를 것이다.

　이 신비로움은 직물 섬유와 손가락의 특성 때문이다.

손가락의 기능

　손가락 감각은 참으로 놀랍다.

　생활상의 주된 기능은 오감(시각, 청각, 후각, 미각, 촉각)에 의하여 이루어진다.

　인간은 오감을 통하여 정보를 얻고 주변 환경과 상호적응을 하며 살아간다.

　인간에게 감각기관이 없으면 생존 자체가 어려울 것이다.

　그중에서도 가장 우수한 기관은 감각과 촉각이라고 할 수 있다.

　피부는 접촉을 통하여 다양한 정보를 뇌로 보낸다.

　발끝에서 머리끝까지 몸 전체 피부가 다 그러하다.

　지금 본인이 스스로 한 번 확인해보라.

　눈으로 확인하지 않아도 대략 무슨 일이 일어나고 있는지 또는 무슨 일이 일어났는지를 눈으로 보는 것 같이 감지할 수 있을 것이다.

　그중에서도 특히 가장 민감한 부분이 손끝이고 손끝은 너무나도 민감하고 예민하다.

손끝의 피부 감각은 질감이나 경도까지 감지할 수 있으며 촉감을 근거로 물체를 보는 것 같이 감지, 인지한다.

　손으로 얇은 종이 두께와 장수까지도 알 수 있고 온도까지 감지할 수 있다.

　시각 장애인은 손끝 감각으로 눈을 대신한다.

　손가락 끝은 정말 놀라운 감각 능력이 있다.

　손가락을 입에 넣어 여기저기 움직여보면 구석구석 눈으로 보는 것 같이 알 수가 있다

　손가락과 직물 섬유가 함께 치태, 치석을 제거하러 가면 놀라운 일이 일어난다.

　문지르면 치태는 물론 오래된 치석도 닦인다.

　손가락에서도 치태와 치석이 닦여지는 것이 느껴지고 치아 에서도 감각적으로 느껴진다.

　참으로 신기하다는 느낌이 든다.

　손가락을 입에 넣는다는 불쾌한 기분과 느낌은 어느세 없어지고 즐거움으로 열심히 닦자는 마음으로 변해 버린다.

　그리고 불쾌한 마음이 고마움으로 변한다.

　처음 어색하던 것이 하면 할수록 자연스러워 지고 닦는 기술도 늘고 요령도 생긴다.

　참으로 고맙고 신기하다는 생각이 든다.

치석은 스케일링이 아니면 제거되지 않는다고 하지만 손가락과 직물 섬유가 들어가면 시원하게 닦인다.

스케일링 보다 더 자연스럽고 더 효율적으로 닦아낸다.

찌들고 쌓인 치석도 슬금슬금 설설 기어 나온다.

참으로 신기하다.

그뿐만 아니다.

잇몸 마사지 효과도 있다.

피가 나고 시리던 잇몸이 되살아난다.

흔들리던 치아가 다시 고정되며, 치아 미백효과도 있다.

입 냄새가 사라진다.

손가락과 직물 섬유에 의한 것이다.

문화적·시대적 사고와 고정관념의 틀에서 벗어날 수 있었기에 가능했던 것이다.

필자는 이것을 '양지'라고 이름 지었다.

(버들양(楊) 손가락지(指) 이치(齒)세정 기술)

"양지치"

양지치는 아주 간단하다.
양지치는 돈이 한 푼도 들지 않는다.
양지치는 남녀노소 누구나 쉽게 할 수 있다.
양지치는 매일 자주 하지 않아도 된다,
양지치는 치약을 사용하지 않아도 된다.
양지치는 샤워할 때 하면 더욱 효과적이다.
양지치는 마지막에 칫솔로 마무리한다.

　양지치는 직물 섬유를(레이온, 이태리 타올) 손가락에 감아 치아 안
팎으로 쓱싹 문지르면 된다.
　다른 구차한 방법은 필요 없다.
　양지치는 매일 할 수도 있고 이틀에 한 번, 삼일에 한 번 일주일
에 한 번을 해도 문제는 없다
　하지만 처음 1개월은 집중적으로 해서 치석을 완전히 제거한 후
에는 삼사일 일주일에 한 번만 해도 된다.
　양지치는 샤워할 때 하면 더 편하고 좋다.

　잇몸 마사지는 양지치보다 더 좋은 방법은 없다.
　이(齒)와 잇몸이 튼튼해 져며 대부분이 정상으로 돌아온다.

양지치 처음에는 어색하고 능숙하지 못하지만 조금만 하면 익숙해져 나름대로 자신만의 방법과 요령을 터득하게 된다

▶ **방법** (1)

직물 섬유(샤워용 이태리 타올이 적합함)를 검지(둘째 손가락)와 엄지(첫째 손가락)손가락에 끼워 양쪽 안팎으로 구석구석 자신의 방법대로 문질러 닦으면 된다.

▶ **방법** (2)

섬유를 손가락 한 마디 반 정도 씌울만한 크기로 자른다.

손가락 끝 쪽 앞, 밑 부분이 가로 형태로 약간 둥근 돌출 모양으로 되게 한다.

그 모양은 치 간과 잇몸 사이에 있는 치태, 치석을 더욱 효과적이고 쉽게 닦을 수 있게 함이다.

재료는 비스코스 섬유(이태리 타올)를 사용한다.

엄지와 검지에 끼울 수 있도록 한다.

손가락에 쉽게 끼우고 뺄 수 있어야 한다.

길이는 손가락 한 마디 반 정도면 된다.

모양은 여름 슬리퍼 모양을 상상하면 된다.

▶ **방법** (3)

엄지와 검지만 끼울 수 있는 장갑 형태로 만들어 사용하면 아주

편리하다,

　제일 쉽고 편리한 방법은 방법⑴이다.

＿＿＿

양지치 방법

　양지치는 이태리 타올과 같은 직물 섬유를 손가락에 끼워 입속에 넣어 문질러 닦으면 된다.
　경험에 의하면 샤워 중에 하는 것이 제일 효과적이지만 양치와 같은 방법으로 물컵을 사용해도 된다.

　손가락은 왼쪽 오른쪽 편리한 대로 선택하여 사용하고 치석이 있는 치아와 잇몸 사이를 세밀하게 닦는다.
　잇몸을 문질러 잇몸 마사지도 겸한다.
　치약은 가능하면 사용하지 않는다,
　잔류 치약이 염려되기 때문이다.
　치약이 몸에 좋을 것이 하나도 없다.
　양지치 마무리는 칫솔로 간단하게 한다.
　입속이 개운하고 가뿐해지는 것을 느낄 수 있다,
　양지치 이것이 끝이다.
　하고나면 정말 신기한 느낌이 든다.

양지치 불쾌하다고 생각하지 마라.

양지치 비과학적이고 비위생적이고 유치하다고 생각하지 마라.

익숙해지면 위생적이고 과학적이라는 것을 알게 된다.

그리고 결과는 상상을 초월한다.

한 번 시도해 보십시오!

그 시간부터 구강 건강에 변화가 시작된다.

그 시간부터 즐거움과 기쁨이 시작된다.

그 시간부터 음식을 먹는 즐거움이 시작 된다.

그 시간부터 생활에 변화가 오기 시작 한다.

그 시간부터 고통에서 해방이 된다.

___

양지치 효과

1. 치태 치석이 제거된다.

2. 충치 풍치가 없어진다.

3. 잇몸 질환이 없어진다.

4. 입 냄새가 없어진다.

5. 미백 효과가 있다.

6. 치아 법랑질 손상이 칫솔 양치보다 덜 마모된다.

7. 치약을 사용하지 않아 경제적이다.

8. 병원 출입이 억제된다.

양지치 15일에서 1개월 이면 치석이 깨끗하게 제거된다.

치석이 제거되면 칫솔 양치와 양지치를 병용해도 된다.

양지치는 3~4일에 한 번 씩 하는 것이 적당하다고 본다.

물론 매일 해도 상관없다.

치태는 칫솔 양치로도 잘 닦이지만 치석은 오랜 시간에 걸쳐 형성된다.

잇몸 마사지도 3~4일에 한 번이면 충분하다.

상기 내용은 필자의 오랜 체험을 소개한 것이다.

▶ '추가사항'

튼튼한 치아를 위해 우선해야 할 것이 있다.

깨끗한 물(순수)을 많이 마시는 것이다.

양지치가 아무리 효과가 좋아도 속에서 문제가 만들어지면 병원에 가야지 별도리가 없다.

다시 말하면 혈액순환이 잘 되어야 한다는 말이다.

혈액은 맑고 깨끗해야 순환이 잘 되며 맑고 깨끗한 피는 깨끗한 물(순수)을 많이 마셔야 한다.

맑고 깨끗한 물(순수)이란 미네랄(무기물)이 없는 물이다.

깊은 산 속 옹달샘,

대기 오염이 없는 아침 이슬

청정 지역의 빗물도 모두 순수에 가깝다.

속이 깨끗해야 피가 깨끗하고 피가 깨끗해야 순환이 잘 되며 순환이 잘 되어야 몸도 튼튼 이도 튼튼 잇몸도 튼튼할 수 있다.

건강의 척도는 피 순환이 정답이다.

치아 상식

치아는 오복 중의 하나라고 한다.
그리고 치아는 오복 중의 첫째다.

▶ **오복이란!**
1. 치아가 좋을 것
2. 자손이 많을 것
3. 부부 해로 하는 것
4. 손 대접 할 재물이 있는 것
5. 명당에 묻히는 것 이라고들 한다.
   정답은 아닐지 모르지만.
누가 뭐라고 해도 이 중에 제일은 '치아' 다.

첫째, 치아는 음식을 먹을 수 있게 한다.
음식을 먹는다는 것은 생명을 유지할 수 있다는 것이다.
생명 유지뿐만 아니라 먹는 즐거움도 있다.

먹는 즐거움은 인생의 가치를 더하기 때문이다.

치아의 고마움이 큰 것이다.

둘째, 치아는 음식을 잘 씹도록 한다.

음식물을 잘 씹어야 영양분을 잘 섭취하게 된다.

영양분으로 에너지를 얻어 대사 기능을 원활히 한다.

원활한 대사 활동은 생명 순환과정의 열쇠 이다.

그 열쇠가 치아인 셈이다.

인간은 아무래도 잘 먹어야 건강하고, 건강해야 다른 복을 누릴 수 있다.

치아는 그런 의미에서 중요하고 첫손가락에 꼽힌다.

잇몸병은 모든 연령층에서 광범위하게 발생한다.

그리고 잇몸병은 건강을 파괴하고 고통을 동반한다.

청소년기에는 충치가 주로 발생하고 중·장년기는 치주병이 많이 발생하며 노년기는 치아 마모증과 구강 건조증도 생긴다.

노년기는 틀니는 해도 문제, 안 해도 문제라고 한다.

치아가 몇 개 남아있을 때는 그래도 좀 낫다.

그 치아들을 이용해 부분 틀니라도 할 수 있기 때문이다.

하지만 그것마저 빠지게 되면 온전히 틀니를 해야 된다.

틀니는 위생에도 많은 신경을 써야한다

소독과 세척을 종종 자주 해주어야 한다.

불편함도 많다.

뺏다 꼈다 해야 하는 불편함도 있다

씹는 힘도 원래보다 약해 먹을 수 있는 음식이 제한적이다. 잇몸이 간질거리고 경우에 따라 염증도 생길 수도 있다.

밤에는 틀니를 빼고 자야 하는데 끼고 잘 때가 많다.

그러면 의치성 구내염이 빈발한다.

노년층에 흔한 것이 입안이 마르는 구강 건조증이다.

입안이 마르면 끈적끈적한 거품 침이 나오기도 한다.

침샘 노화로 생긴 것이다.

입안이 건조해지면 항균 기능 저하로 구강 점막 보호에 어려움이 있고 혀가 갈라지기도 하고 식욕이 떨어지기도 한다.

침은 항균작용뿐 아니라 효소를 배출해 음식물 분해를 도우며 면역기능까지 담당한다.

침이 잘 분비되지 않으면 소화 장애는 물론 짜고 매운 자극성 음식에 통증을 호소하기도 한다.

노년에는 물을 더욱 많이 마셔야 하는 이유도 여기 있다

치아는 우리 몸에 들어오는 모든 음식물을 에너지로 바꾸게 한다.

치아의 고마움이다,

치아 상실은 곧 건강 상실이기 때문이다.

물(순수)을 많이 마셔주는 것이 도움이 된다.

의학 일반 상식

▶ 치태

치태는 세균과 세균의 대사 물질로 구성된다.

식사 후 수 분내 치아에 덮는 타액에 의한 세균 증식이다. 치태 내 세균은 독성 있는 산성 물질을 분비하는데 이 독성 물질에 의하여 치아는 부식되어 충치가 된다.

치태 내 세균들은 독소를 분비하여 잇몸에 염증을 일으킨다. 이것을 치은염 또는 치주염이라고 한다.

칫솔질하는 목적은 치석, 충치, 풍치의 원인 물질인 치태를 제거하는 것이다.

▶ 치석

치석은 잇몸과 치아 사이에 붙어있는 돌덩어리다.

치석은 치태가 제거되지 않아 타액 내의 석회 물질과 결합하여 시간이 지나면서 딱딱한 돌이 되는 것이다.

석회란 돌가루를 말한다.

돌가루는 주로 먹는 물속에 칼슘, 마그네슘 같은 2가의 무기원소로 존재한다.

치석은 세균의 온상이 된다.

치석에 붙어있는 치태가 세균의 영양분이기 때문이다.

치석이 있는 곳엔 치태가 더 많이 생성되고 치태가 있는 곳에서 염증이 시작된다.

치석은 한 번 형성되면 생명같이 계속 자란다.

칫솔질로도 잘 제거되지 않아 스케일링이 필요하다.

치석은 독성이 강한 물질로 충치와 풍치로 발전하게 한다.

▶ 충치

충치는 충치균이 당분을 분해해 산으로 바꾸면서 치아의 에나멜(법랑)이나 상아질 등을 파괴하며 이빨에 구멍이 뚫리고 까맣게 썩는 병이다.

치아우식(Dental caries)이라고도 한다.

조기에 치료하지 않으면 치료가 어렵고 이빨을 뽑아야 하는 단계로 발전하게 된다.

▶ 풍치

바람만 불어도 이가 흔들린다는 무서운 병이다.

풍치는 다른 말로 치주염이라고 한다.

충치처럼 치아 자체에 문제를 일으키지는 않지만, 치아를 지지하고 있는 치아 주위 조직에 심각한 염증을 일으킨다.

결국, 그 염증으로 인하여 치아를 잡아주고 있는 치조골이 녹아 내려 치아를 빼야 하는 무서운 질병이다.

풍치의 원인은, 유전, 습관, 약물 등의 환경 요소가 가져오는 요인도 있다.

직접적인 요인은 치태 속의 세균이 범인이다.

풍치는 감기 다음으로 가는 국민병으로 20~30대 젊은 층의 60%가, 중년층의 80%가 치주염을 앓고 있다고 한다.

만성 치주염은 진행 속도가 느려 자각하기 힘들 수도 있다.

그래서 중년 이후 치아를 뽑게 되는 무서운 질환이다.

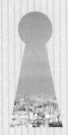

04

미네랄의
거짓과 진실

모두가 미네랄, 미네랄 한다.
미네랄이 내 몸에 익이 되는가! 독
이 되는가!
유기미네랄은 무엇이고 무기미네랄
은 무엇인가
미네랄의 진실과 거짓의 충격적인
사실
내 몸에 익이 되는 미네랄 다시 점
검하자

미네랄의 실체

미네랄의 일반적 개념

· 먹는 물에 미네랄이 있어야 한다.

· 먹는 물에 미네랄은 영양이 된다.

· 먹는 물에 미네랄은 건강에 도움이 된다.

· 먹는 물에 미네랄이 없으면 죽은 물이다.

· 먹는 물에 미네랄은 질병도 치료할 수 있다.

· 먹는 물에 미네랄이 없으면 미네랄 결핍증이 온다.

· 미네랄 없는 증류수를 마시면 설사를 한다.

· 미네랄 없는 증류수로 콩나물을 키우지 말라 죽더라.

건강을 빌미로 각종 선전 매체를 앞세워 광고하는 미네랄! 미네랄은 과연 우리 몸에 약이 되는가 독이 되는가?

미네랄은 무엇이며 어디에 어떻게 존재하는가?

본서는 먹는 물속의 미네랄에 대한 실체를 직시하여 건강을 빌미한 상업의 기만행위에 종지부를 찍고자 한다.

먹는 물속의 미네랄은 건강에 해를 끼치기 때문이다.

상업에 의한

상업의 목적은 이익이다.

이익을 위한 목적 수단은 광고이며 광고는 충동구매로 매출을 부추긴다.

광고는 정확한 정보전 달을 하지 아니한다.

광고는 사람의 생각과 정신 기능을 어느 한쪽으로 자연스럽게 편중시키는 놀라운 능력이 있다고 한다.

이런 것을 사회 심리학에서는 경로 의존성, 선택적 지각, 인지 부조화(認知不調和)현상 이라고도 한다.

다시 말하면 생각과 태도와 행동 간의 불일치인 것이다.

모순을 알고는 있지만, 타성에 의한 습성 지향에 의한 의존성과 그로 인한 선택적 지각 지향의 관성, 관성에 의한 이상과 원칙의 함정에 젖기 때문이라고 말할 수 있다.

경로에 의한 잘못된 선택이라는 것을 알면서도 관성에 의한 습관성 경로가 만들어진 행동에서 벗어나지 못하는 형태 즉 묵수성규(墨守成規)와 같은 망본(忘本) 현상인 것이다.

인간은 자신의 마음속에 양립 불가능한 생각이 대립할 때 자신의 믿음에 맞추어 행동을 바꾸기보다 행동에 따라 믿음을 조절한다는 것이다.

인지 심리학 용어지만 이것이 광고 마케팅의 주요 개념이다.

인간의 행동 동기는 이익에 비례한다고 했다.

상품을 파는 사람이든 상품을 사는 사람이든 행동은 자신의 이익 쪽으로 움직인다.

자신의 단순 판단에 이익이 되는 것이라면 지식과 상관없이 자신의 논리로 정당화시키려고 한다.

그리고 상반되는 논리가 이익과 상충되면 그 논리에 반하는 부정적 논리로 배척해 버린다.

상업은 이익과 행동에 대한 비례 원칙이 있다.

먹는 물속의 미네랄도, 상업의 이익 지배 구조에서 지배를 받는다.

상업의 광고 속에서 유통되고 있는 먹는 물속의 미네랄이 우리 몸에 독이 되는지 영양이 되는지는 학자들 사이에서도 의견이 분분하다.

미네랄이란?

미네랄(Mineral)이란 원소(元素) 중에서 유기질을 뺀 광물질(鑛物質)을 총칭하는 말이다.

어원은 중금속(Heavy Metal)이라는 단어에서 파생되었으므로 미네랄은 금속 원소라고 보면 맞다.

미네랄은 흙(땅)에도 있고 식품에도 있으며 미네랄은 모든 물질의 기본 단위 원소다.

몸에는 칼슘, 마그네슘, 철, 구리 등 약 17가지의 원소가 있다고 한다.

원소 중 미네랄은 쇠도 되고 돌도 되고 보석도 된다.

미네랄은 동물과 식물과 인간에도 있다

성서에 의하면 사람을 흙(땅의 원소)으로 만들었다고 한다. '그에게 생명을 넣으니 움직이는(Living) 사람이 되었다.'

그리고 죽으면 본래 흙(땅의 원소)으로 돌아간다.

성경의 한 구절이다.

인간도 흙(땅의 원소)으로 만들어졌음을 알 수 있다.

'인간이 미네랄을 꼭 섭취해야 하는가?'

과학은 그렇다고 하며 수많은 연구 자료를 제공한다.

인간의 몸은 원소로 구성되어있기 때문에 미네랄은 먹는다는 개념보다 보충한다는 것이 맞는 것이다.

우리 몸은 미네랄 보충이 왜 필요하며 필요로 하는 미네랄은 어떤 것이고 얼마나 필요한지에 대하여 알아보자.

미네랄의 필요성

미네랄은 인체에 필요한 기능적 영양소다.

미네랄은 신체를 구성하는 기관 요소요소에서 활력, 조정, 촉진, 자극, 보조 역할을 하며 몸의 성장과 유지로 건강을 도우며 몸의 균형과 안정적인 삶을 누릴 수 있게 하는 영양소이다.

인체는 약 70%의 수분과 산소, 탄소, 인산, 칼슘 등 약 17가지의 화학 원소로 구성되어 있다고 한다.

더욱 세분화하면 보통 사람의 경우 칼슘 2, 25g 인산염 250g, 칼륨 168g 마그네슘 및 나트륨 28g, 그 밖에 철 등이 약간 있으며 체중의 기체는 산소 65%, 탄소 18%, 수소 10%, 질소 3%라고 한다.

일리노이 대학의 세계적인 해부학 교수인 할리먼센 박사가 학계에 보고한 내용이다.

할리먼센 박사는 성인 몸무게 70kg 중 미네랄 함량은 중간 못하나 만들 수 있는 양이라고 말한다.

그리고 그 가치를 돈으로 환산하면 미화 110센트, 우리 돈으로 환산하면 약 1,000원 정도밖에 안 된다고 하여 실망스러워하는 학자도 있다.

인체가 필요로 하는 미네랄은 어떤 것이 있는가

학계에서는 미네랄을 두 가지 종류로 분류하고 있다.

무기 미네랄과 유기 미네랄

미네랄에는 무기 미네랄과 유기 미네랄이 있다.

무기 미네랄은 무엇이고 유기 미네랄은 무엇인가?

무기 미네랄은 땅(흙)이나 물속에 존재하는 것이고 유기 미네랄은 과일이나 채소, 육류, 우유, 치즈, 감자, 콩, 어류와 해조류 등 우리가 일상생활에서 먹는 식품 속에 들어있는 것이다.

여기서 주목할만한 사실은 땅(흙)에 천연으로 존재하는 무기미네랄은 인체가 받아들이지 못한다는 사실이다.

물속에 존재하는 미네랄은 땅속에 존재하던 것으로 인체가 활용 할 수 없는 것이고

식품에 들어있는 미네랄은 식물에 의해 활성화된 유기 미네랄로써 인체가 활용할 수 있는 영양물질이다.

다시 말하면 인체가 받아드릴 수 없는 것은 받아 드려서는 안 되기 때문에 독이 되고 인체가 받아드린다는 것은 인체가 필요로 하

기 때문이고 필요로 한다는 것은 영양이 된다는 사실이다.

　이것이 식물에 의한 종속 영양이다

　거스릴 수 없는 자연 법칙 생존의 법칙이다

　자연, 생존 법칙을 어기면 지구를 떠나야 한다.

　'무기 미네랄은 왜 해(毒)가 되고 유기 미네랄은 왜 영양이 되는가?'라는 질문을 던져본다.

　이 질문에 아직 어느 곳에서도 답을 하지 못하고 있다.

　학계와 광고하는 기업들도 대답을 회피한다.

　무기 미네랄은 광고와 반대되기 때문이다.

　인간의 행동 동기는 이익에 비례한다고 했다.

　상업의 주된 목적은 상품 판매에 대한 이익이다.

　그 목적 속에는 속임수(欺瞞)가 숨어있을 수 있다.

　세상에는 완전이란 있을 수가 없다.

　유전 받은 인간 불완전성 때문이다.

　인간이 만든 모든 상품에는 완전함이 없다.

　하지만 상품은 완전을 가장하는 무리수를 쓴다.

　정직해야 할 식품은 좀 더 심하다고 할 수 있다.

　식품에는 완전을 가장한 무리수를 많이 쓴다.

　진짜라는 과장법이 있다.

진짜 꿀, 진짜 참기름, 꿀 사과, 꿀 수박, 진짜 떡국, 사탕도 꿀 사탕, 하물며 사랑에도 '진짜 사랑해' 라고 한다.

과장법이 보다 현실로 진화한 것이다.

그러나 진짜라고 산 참기름이 가짜고, 진짜라고 산 떡국이 밀가루 섞은 가짜고 진짜라고 산 꿀이 설탕 먹인 가짜 꿀이고 진짜 사랑해가 가짜 사랑이 많다.

상품 앞에 붙는 진짜는 가짜라는 명분을 주는 것이다.

상업의 과장법 또는 속임수는 인간의 이기적 욕망에 의한 상업의 역사와 맥을 같이 한다.

우리는 이런 현실 문화 속에서 속기도 하고 속이기도 한다. 상업이 의도적이든 아니든 잘못된 기만(欺滿)이 있다는 것을 알게 되면 우리는 자신을 보호할 상식의 중용(中庸)에서 자신의 몸과 호주머니를 보호하는 지혜가 절실히 요구된다.

이래 속고 저래 속고, 몸 버리고 마음 상하고, 호주머니까지 강탈당하는 꼴은 되지 말아야 할 것이다.

고급 두뇌 집단일수록 치밀하고 교묘한 논리로 이익을 위한 기만(欺瞞)이 심하다.

물을 파는 기업은 세계적으로 대기업들이다.

그들은 물을 팔기 위하여 감추어야 할 것들이 있다.

물을 그냥 깨끗한 물이라고 하면 차별성이 없어 안 팔린다. 물에 대한 차별성은 깨끗함이 아니라 미네랄이다.

해양 심층수는 심해 조류의 완속 현상으로 깨끗함과 일정 수준의 안정된 미네랄을 강조 차별화한다.

그 외 먹는 샘물도 암반수, 광천수, 탄산수, 미네랄 수 등으로 차별화한다.

결국은 모두가 똑같은 그게 그거의 칵테일 개념이다.

현재 우리가 마시는 먹는 물속에 존재하는 미네랄은 모두가 무기 미네랄이며 그것은 물을 팔기 위한 이익 수단이다.

이익 수단이란 상품을 다양화해서 선택의 조건을 많아 만드는 것이다.

그러나 물은 깨끗한 물 하나면 되는 것인 데도 그러하다.

먹는 물에 이것저것 첨가하면 칵테일 수 또는 약물 이지 순수한 물은 아니다.

물은 물로써 순수해야 진정한 먹는 물이다.

지식층들은 기업의 이익 수단에 의한 압력 또는 회유(回遊)에 잘못 전달하는 참담한 이유도 있다.

2012년 미국의 갤럽 여론 조사에서 "신문, 텔레비전, 라디오로 보도되는 광고의 정확성과 공정성과 포괄성에 얼마나 믿고 신뢰하는가?"라는 질문에 응답자 10명 중 6명은 "별로 혹은 전혀 믿지 않는다."고 대답했다고 한다.

언론과 광고주들은 서로 밀착관계에 있기 때문일 것이다.

독립 영양과 종속 영양

지구는 생명체들로 우글거리는 보석 같은 유일한 행성이다. 하늘과 바다, 땅과 땅속에는 수많은 종류의 보이는 생명체들과 보이지 않는 생명체들로 가득 차 있다.

생명체들은 각각 생명을 유지하기 위해 필요 영양을 주어진 대로 취하여 살아간다.

미생물은 미생물이 취할 영양이 따로 있고 물고기는 물고기가 취할 영양이 따로 있으며 식물은 식물이 취할 영양이 따로 있다.

그리고 인간은 인간이 취할 영양이 따로 있다.

대(大) 분류로 나누면 식물과 동물로 나누는데

학계에서는 이것을 독립 영양과 종속 영양으로 분류한다.

식물은 독립적으로 영양을 취하여 생존하므로 독립 영양 생물군으로 분류하고

동물은 스스로 영양을 공급받을 수 없어 식물에 의존하여 생존할 수밖에 없어 식물에 의한 종속 영양 생물군으로 분류한다.

식물은 동물처럼 이동할 수가 없으므로 생명 유지를 환경에 적응하여 광합성(光合成)의 독특한 생리현상을 가진다.

식물의 체세포에는 단 세포체와 다 세포체가 있으며 그 세포에

는 세포와 세포 사이 세포벽이 있고 또한, 엽록소와 그로인한 광합성(光合成)을 함으로써 완벽한 독립 영양으로 생명을 유지하는 생물이다.

이렇게 식물은 광합성(光合成)작용으로 독립 영양으로 생존하는데 반해 동물과 균류는 세포에 엽록소가 없어 광합성이나 독립적으로 영양화할 수 있는 기관이 없어 스스로 생존하지 못하므로 동물은 그 영양원을 식물에 의존하고 균류는 동식물에 의존하는 종속 영양 생활을 하고 있다.

따라서 식물은 동물의 영양 원류로서 중요한 역할을 한다. 다시 말하면 식물은 광합성이나 질소 고정에 의해 독립적으로 흙 속의 무기물에 반응하여 유기물로 만들어 에너지화 함으로써 생명을 유지한다.

학계에서는 이것을 독립 영양 생물이라 한다.

반면 동물은 흙속의 무기물을 소화하여 유기물로 만들어 에너지화 할 수 있는 능력이 없다.

다만 식물이 만들어낸 유기물을 먹이로 하여 영양화 한다.

이것을 식물에 의한 종속 영양 생물이라 한다.

'파스텔 백과사전'

이유를 살펴봄

식물은 땅(흙)속 천연 광물질을 스스로 영양화할 수 있는 능력이 있지만, 동물은 스스로 영양화 하지 못한다.

생명체들의 생존 방식은 먹이 사슬에 의한 순환 법칙이다.

식물은 독립적 자생으로 생존하다가 죽어 자연으로 돌아가고 동물은 독립적 자생은 하였지만, 식물과 같이 스스로 생존을 하지 못하고 다른 먹이 사슬(식품)에 의해 생명을 유지하다가 생을 마감하고 죽어 자연으로 돌아간다.

성서 기록을 과학논리로 살펴보자!

창세기 1장에는 우주 속 하나인 지구가 등장한다.

지구는 우주 공간(공중)에 떠 있다.

당시에는 지구가 물(水)속에 푹 잠겨 있었다.

'중력에 의해 우주 공간에 통 없이 둥글게 떠 있는 물을 상상이나 할 수 있겠는가?

그 물속에 둥근 지구가 물속 중앙에 잠겨있는 모습을!'

마치 달걀노른자는 지구고 흰자는 물이라고 상상하면 맞다.

창조주의 첫 작업이 물속에 잠겨있는 지구를 밖으로 드러내는 것이다.

태양이 그 일을 한다.

태양열로 물을 증발시켜 땅을 드러나게 하였는데, 증발된 물은 '구름'이라 하고 남아있는 물은 '바다'라고 부른다.

물과 물이 태양에 의해 지구를 중심으로 갈라진 것이다.

그렇게 해서 땅과 바다와 구름과 하늘이 생겼다.

지구는 공전과 자전으로 계절과 낮과 밤이 있게 된다.

생물이 살아갈 수 있는 모든 조건이 만들어진 것이다.

식물이 먼저 만들어진 다음 동물이 만들어지고, 마지막에 인간이 만들어진다.

이것이 우주와 지구, 인간을 포함한 생명체 창조에 대한 유일무이한 성서 기록이다.

다른 창조 기록물은 전 세계 어디에도 없다.

모순투성이의 과학 이론인 폭발설이나 진화론뿐이다.

이렇게 지구에 동물과 식물이 등장하고 이들의 생존 방식은 먹이 사슬 법칙으로 살아간다.

이것이 창조 과학으로 본 생명체의 존재 과정이다.

그리고 참다운 과학이고 현실이다.

성서, 과학적 의미

'성서 기록은 믿을 수 있는가?
우연의 산물인가? 정신의 산물인가?'
우연이란 사전적 의미는!
까닭을 알 수 없고 목적 없이 결정짓는 요인들이라고 정의한다.
정신이란 사전적 의미는!
생각하고 판단하는 능력과 의식, 마음의 자세와 태도라 한다.
질서란 사전적 의미는!
혼란 없이 순조롭게 이루어지게 하는 사물의 순서나 차례를 말한다.

우연과 정신과 질서를 정리하면!
생명을 포함한 모든 사물은 우연에서 생겨나지 않고 움직이는 물체는 질서가 있어야 혼란과 충돌하지 않으며 그것을 움직이고 움직여지는 질서는 곧 정신의 산물이다.

우주와 지구, 생물체가 지금까지 혼란 없이 질서 있게 존재할 수 있는 것은 우연이 아니라 정신의 소유자에 의해 질서 있게 설계 되고 관리되고 있다는 것이다.

눈을 감고 운전을 할 수 있는가?

눈을 감고는 활동을 할 수가 없다.

질서를 모르기 때문이다.

무질서는 혼란이 온다.

혼란은 곧 파괴를 뜻하는 것이다.

인체 구조에도 질서가 없으면 치료도 약도 있을 수 없다.

기계도 설계자가 없으면 만들지 못한다.

설계는 인격의 정신 소유자에 의해 만들어지기 때문이다.

우주도 지구도 기계도 인격의 정신 소유자의 질서에 의한 관리로 안정적으로 움직이며 이는 질서가 정신에 의한 것이기 때문이다.

정신은 곧 인격 인간의 사고다.

인격체에 의한 지구 설계를 살펴보자.

지구는 생명체가 우글거리는 곳이다.

지구 외 우주 어느 곳에도 생명체가 발견된 적이 없고 지구는 인간을 비롯하여 모든 생명체가 살기에 적합하다.

지구의 크기가 그렇다.

지구가 조금만 더 크면 가벼운 수소 가스가 중력을 벗어나지 못해 대기에 쌓여 생명 유지가 어렵다.

지구가 조금만 작으면 산소가 빠져나가고 물이 증발해 버려 어느 경우든 생명을 유지할 수 없다.

태양과 이상적인 거리가 그렇다.

그러기에 생물 번성에 좋은 조건이다.

천문학자 존베로와 수학자 프랭크 티플러 는 '지구의 반지름과 태양과의 거리의 비율'을 연구하였다.

그들이 내린 결론은 "이 비율이 현재 관찰된 바와 조금이라도 차이가 난다면, 인간 생명은 존재하지 못할 것이다."라는 것이다.

데이비드 L 블럭 교수는 "계산으로 밝혀진 바에 의하면 지구가 태양에 5%만 더 가까운 곳에 위치해 있다면 걷잡을 수 없는 온실효과(지구가 과열된 상태)가 약 40억 년 전에 발생했을 것이다.

한편 지구가 태양에서 1%만 더 멀리 떨어져 있었다면 걷잡을 수 없는 빙하작용(지구의 많은 부분이 얼음 덩어리로 뒤덮이는 현상)이 약 20억 년 전에 일어났을 것이다"라고 말하였다.

"우주-우연의 산물인가 설계의 산물인가?" 에서

(Our Universe Accident or Design)

공전과 자전이 그렇다.

지구는 축을 중심으로 하루에 한 번씩 자전하는 것은 적당한 온도를 유지하는데 알맞은 속도다.

지구의 자전은 하루 24시간이지만 금성은 243일이 걸린다. 자전이 오래 걸리면 낮과 밤이 길어 극심한 온도 차에 살 수 없게 된다.

지구의 공전 궤도를 보면,

혜성들은 타원을 그리며 엄청난 먼 거리를 도는 반면 지구는 원에 가깝다.

이로 인해 극심한 온도 차가 없다.

태양계의 위치를 보았을 때,

태양계가 은하계에 더 가까이 있었다면 근처 별들의 중력 때문에 지구의 궤도가 뒤틀어졌을 것이다.

더 멀리 있다면 밤하늘의 별이 거의 보이지 않을 것이다.

별빛이 생명 유지에 꼭 필요한 것은 아니지만 밤하늘의 아름다움은 보는 즐거움을 크게 더해준다.

법칙과 질서가 그렇다.

열역학 제2 법칙은 모든 물체는 무질서로 향한다.

집을 내버려두면 부서지거나 허물어지고 첨단 기기(機器)도 그냥 내버려두면 폐물이 된다.

어떤 건물도 내버려두면 폐허가 된다.

우주에도 같은 법칙이 적용된다면 우주는 무질서의 혼란 속에서 엉망진창이 될 것이다.

우리는 이 법칙 적용을 염려하지 않아도 된다.

수학 교수인 '로저 펜로즈'가 관찰 가능한 곳까지 우주의 무질서한 상태의 정도(즉 엔트로피)를 연구해서 알아낸 바와 같이 우주에는 그러한 일이 일어나지 않는 것 같다.

새로 밝혀진 그러한 사실을 논리적으로 해석하는 방법은 우주는 질서정연한 상태에서 시작하였고 지금도 고도로 조직된 상태를 유지하고 있다고 결론짓는다.

천체 물리학자인 '엘런 라이트먼'은 "과학자들은 우주가 그처럼 고도로 질서 정연한 상태로 창조되었다는 사실을 신비롭게 여기고 있다"고 말했다.

그는 또한 "우주론 가운데 어떤 이론이든 성공하려면 궁극적으로 이 엔트로피 문제를 설명해야 한다"고 덧붙였다.

다시 말하면 우주는 왜 무질서 하게 되지 않았는가의 문제를 말이다.

무질서하지 않다는 것은 정신에 의한 것이고 정신은 정신의 소유자인 인격체에 의한 것임을 알게 된다.

우리가 인격체의 정신에 의한 질서 안에 존재한다는 사실은 열역학 제2 법칙에 어긋나는 것이다.

지구는 인격체에 의한 설계와 정신의 산물인 질서가 존재하기 때문에 신뢰할 수 있다.

이렇게 만들어진 지구와 인간 창조 6천 년이 지난 지구는 땅과 땅속, 물과 물속 그리고 공중에서 북극에서 남극에서 보이는 생물체와 보이지 않는 생명체까지 질서 속에서 우글거리고 살아가고 있다.

정신의 인격체에 대해 감사해야 할 이유다.

과정을 정리해 보면

제일 먼저 식물이 등장하고 그다음으로 동물이 등장한다.

순서와 질서의 의미는 생물의 생존방식과 설계를 의미한다. 식물은 땅으로부터 흙의 원소인 무기 미네랄을 독립적으로 영양화하여 생명을 유지한다.

반면 동물은 흙 속의 미네랄을 스스로 영양화하지 못하여 식물에 의존하여 생명을 유지한다.

흙 속의 미네랄은 식물의 전유물이지 동물의 영양은 아니다.

식물은 흙 속의 무기 광물질을 가공 생산품을 만들어 사람과 동물들에게 생존을 위한 영양과 즐거움, 그리고 행복을 선사하는 고마운 존재이다.

식물이 만들어내는 미네랄은 물속에 있는 미네랄과 달리 동물에게는 언제나 유익하고 안전하다.

식물은 동물의 도움 없이 스스로 살아갈 수 있지만, 사람은 식물의 도움 없이는 스스로 살아갈 수 없는데 이는 식물에게 감사해야 할 이유다.

식물의 영양이 따로 있고 사람의 영양이 따로 있는 것이다.

이것은 설계자의 법칙이다

지구에 생존하기 위하여서는 설계자의 법칙을 따라야 한다.

배 곱으면 밥을 먹어야 하고 잠이 오면 충분히 자야하고 피로하면 쉬어야 하고 추우면 옷을 더 입고 비오면 우산을 드는 것이 자연법칙에 순종하는 것이다.

우리에게는 많은 법칙이 있지만 생존을 위해서는 지구 설계자의 자연 법칙에 순종을 해야만 한다.

불순종은 지구를 떠나야하기 때문이다.

무기 미네랄을 섭취하면

인간이 무기 미네랄을 취하면 소화 흡수하지 못한다.

무기 미네랄은 담석과 같은 돌덩이가 되어 몸속 이곳저곳에 있다가 어느 시점에 온갖 질병을 일으키는 위험한 존재물이 된다.

시한폭탄과 같은 침묵의 살인자다.

사람이 죽어 화장하면 몸속에서 돌덩어리가 많이 나온다.

불교에서는 그것을 사리(舍利)라고 한다.

불교 용어인 사리(舍利)는 승려가 오랜 수행으로 죽으면 그 공덕의 결과물로 몸에서 나오는 돌의 형태라고 한다.

그러나 과학으로 보면 사리는 담석의 일종으로 칼슘, 마그네슘 등으로 이루어진 광물성 덩어리다.

다시 말하면 무기 칼슘 덩어리다.

우리 몸을 해부해 보면 담석과 같은 돌이 엄청나게 많다고 한다.

지금도 돌들이 우리 몸 여기저기 돌아다니고 있다.

어느 학자는 몸속의 시끄러운 돌들이라고 표현하는데 우리 몸 속에는 돌들이 많다는 것을 의미하고 있다.

이 돌들은 침묵의 살인자 무기 미네랄이다.

우리가 인지하지 못하는 사이 돌들은 커지고 있다.

침묵의 살인자로!

'무기 미네랄과 유기 미네랄의 또 다른 차이는 무엇일까?' 무기 미네랄과 유기미네랄의 원소기호는 구분이 없으나 무기 미네랄과 유기 미네랄은 인체에 미치는 영향이 서로 넘나들 수 없는 큰 차이 가 있다.

무기 미네랄은 인간 몸에서 영양화하지 못하고 쌓여서 각종 해 로운 독으로 작용하여 질병을 유발하는 존재이며 유기 미네랄은 영양화되어 몸을 활성화한다.

즉 독과 영양의 차이라는 사실이다.

무기 미네랄은 자신의 의지와는 상관없이 태어나면서부터 입을 통하여 몸에 들어오고 있다.

몸으로 들어온 무기 미네랄은 대부분 밖으로 배출되지만, 일부 는 알 수 없는 이유로 쌓이기 시작하여 돌이 되어 여기저기 질병의 초석을 만들고 있다.

마시는 물을 통하여 몸에 하나둘 쌓이는 것이다.

사람들이 게으르고 방관하는 이유는 서서히라는 것에 있다. 무기 미네랄이 서서히 조용히 하나둘 쌓이면서 몸을 무겁고 힘들게 하여 질병이라는 문제를 발생시킨다.

수십 년에 걸쳐 사람들은 그것을 노화현상으로 오는 질병이라고 잘못 상식화해 버렸다.

'인간은 왜 무기미네랄을 소화 못 하고 유기미네랄은 소화할 수 있는가?'

필자는 이 질문에 답을 얻기 위하여 충북 어느 국립 대학교 화학 및 식품 영양학 교수를 직업 업무상 만났다.

1시간여 토론으로 내린 결론을 과학적 논리로 단순 정리해 보았다.

무기 원소에 전자 주파수가 있고 그 주파수가 100Hz라고 가정했을 때 식물은 어떤 화학 작용으로 무기 원소의 주파수를 99Hz나 101Hz가 되도록 하고 동물은 그 주파수의 미네랄을 영양화 할 수 있도록 프로그램화되어 있다면 종속 영양으로 가능할 것이다.

이 이론은 물 이론 권위자라고 알려진 김 아무개 박사가 누구도 보지 못한 물 분자의 고리형, 사슬형, 오각형, 육각형 이론으로 물이 고체, 액체, 온도, 눈, 얼음과 같은 자연 생태 속에서 일어나는 변화에 생물에 미치는 성장 속도와 영향 형태 등을 과학적 논리로 기술한 것처럼 정리해 본 것이다.

참고
물의 형태(모양)는 일자형이 아닌 오각이나 육각이면 식물의 생명 수로(水路) 즉 물을 줄기로 끌어 올리는데 저항이 발생하여 식물의 생명 유지에 걸림이 되지 않을까 하는 생각을 상식의 테두리에서 추리 해본다*

인체에 돌들은 대부분 무기 미네랄이며 무기 미네랄은 땅과 물속에 존재한다.

인체에 유익한 미네랄은 유기 미네랄이며 모든 식품에 충분히 들어 있다.

우유, 과일, 육류, 어류, 해조류, 채소, 곡물 등 모든 식품에 골고루 풍부하게 들어 있다.

그러므로 아직 인간에게 특별한 사유 없이 미네랄 부족이나 결핍은 없다고 한다.

세상의 영향

세상을 움직이는 힘의 절대 요소 3가지가 있다.

정치, 종교, 경제이다.

우리는 이 3대 요소의 테두리 안에서 좋든 싫든 간에 알게 모르게 영향을 받고 살아가고 있다.

긍정적인 면도 있지만, 부정적인 영향도 있다.

부정적인 영향이란!

정치는 권모술수(權謀術數) 》》》.

사전적 의미는!

원하는 바를 얻기 위해 수단과 방법을 가리지 않는 것.

종교는 위선(僞善) 》》》.

사전적 의미는!

착함에 있어 말과 행동이 다름.

경제(상업)는 기만(欺瞞) 》》》.

사전적 의미는!

옳지 못한 방법을 써서 속여 넘기는 것.

우리는 정치, 종교, 경제의 긍정과 부정적인 면의 틀 속에 함께 살고 있다.

그 틀 속에는 좋은 면도 많지만 좋지 못한 면도 어쩔 수 없이 함께 어우러져 살아가고 있다.

마치 물고기가 어항을 벗어나지 못하듯이 말이다.

우리는 그런 세상의 우리(틀) 속에서 희노애락, 희망과 즐거움과 행복도 있지만, 울분과 격분과 의분도 함께 하면서 달리기도 하고 넘어지고 허우적거리며 살아간다.

상업의 영향

상업은 돈이 목적이다.

상업은 이익에 지배를 받는다.

이익이 되는 것이면 무슨 일이라도 할 수 있다는 뜻이다. 15세기 이탈리아 정치가이며 사상가 마큐아베리는 인간의 행동 동기는 이익에 비례하고 목적을 위해서는 수단과 방법을 가리지 않는다는 것을 가리켜 자신의 이름을 따 '마큐아베리즘(Macchiavellism)주의'라 이름 지었다.

기업은 상품을 만들고 만든 상품은 팔아야 한다.

만든 상품을 팔지 못하면 바로 망하기 때문이다.

팔기 위하여서는 모든 수단을 이용한다.

각 분야의 전문 고급 인력들이 동원된다.

파는 것도 중요하지만, 이익도 중요하다.

고급 두뇌들의 머리 회전이 예사롭지 않다.

상품에 완전이란 없다.

인간의 유전적 불완전성 때문이다.

그러나 광고는 완전을 위장하다 보니 무리수가 동원된다.

감출 것은 감추고 알릴 것은 온갖 미사 구어를 동원한다.

이익을 더 남기려면 기술적 지혜가 필요하기 때문이다.

인간에게 절대적인 불변 요소는 물, 공기, 식품이다.

먹는 물과 식품은 정직해야 하며 어떤 경우에도 정직해야 한다.

물에는 무기 미네랄이 있으면 안 된다.

물속에 있는 무기미네랄은 몸에 해가 되기 때문이다.

물은 대기업들의 전유물이다.

세계적인 생수 회사들은 학자들을 동원하여 생수에 미네랄을 상식화해 버렸다.

여기에 정수기회사들이 뛰어들어 맞장구를 치며 각종 인증서를 들이대고 박사, 교수, 전문가라는 이름을 목에 걸고 미네랄 워터, 이온수, 광천수, 암반수, 활성, 기능성이니 하면서 물에 미네랄이 없으면 죽은 물이라고 앵앵거리면서 지식을 가장한 논리로 고객들을 장님으로 만든다.

　아닌 것은 아니라고 해야 할 학자들도 사자 같은 기업 앞에 바른 소리 한 번 내지 못 하는 참담한 현실도 있다.

　인간 조직은 바보를 영웅으로 만들고 천재를 바보로도 만들 수 있기 때문이다.

　갈릴레오 갈릴레이는 강요당한 종교 재판을 끝내고 "그래도 지구는 돈다"라는 유명한 말을 남겼다.

　이 말은 오늘날도 참되다.

　지식층도 "예" 할 것은 "예" 하고, "아니요"라고 할 것은 "아니요!"라고 해야 하지만 아닌 것을 아니라고 말할 수 없는 비굴함도 가끔 있다.

　절대다수 모두가 진리가 아닌 것도 있는 것처럼 말이다.

　물은 그냥 깨끗하면 그것이 가장 좋은 물이고 깨끗하면 깨끗할수록 더욱 좋은 물이다.

　물은 깨끗한 물 하나면 끝이다

　물에 이것저것 첨가하면 칵테일 수 아니면 약물이지 순수한 먹는 물은 아니다.

　상업은 상품 다양화로 더 많은 이익을 챙긴다.

　자신의 호주머니가 새고 있는 것이다.

순수를 마셔라

물은 깨끗한 것 하나로 충분하다.

순수는 깨끗함의 대명사 이다.

깨끗한 물 순수를 마시면 피가 맑아지고 피가 맑아지면 혈액 순환이 잘 되며 혈액 순환이 잘되면 모든 질병은 사라지고 건강은 보장된다.

인체의 대사기능은 물이 주관하기 때문이다.

현대 의학에 따르면 병의 종류도 수만 가지가 넘고 약물과 치료 방법도 만 수십만 가지가 넘는다고 한다.

현대 의학의 백과사전을 살펴보면 피부병 하나만 봐도 그 종류가 수백 가지로 쪼개어지고 그에 따른 의학 용어도 끝없이 전개된다고 한다.

그러나 병의 종류가 아무리 많다고 하여도 병의 근본 원인은 피의 혼탁함에 있다고 할 수 있다.

그리고 수만 가지의 약물과 치료법도 하나로 압축하면 피를 잘 돌게 하면 될 것이다.

건물을 아무리 잘 지어도 건물의 배관이 녹슬고 망가지면 그 건물은 못 쓴다.

그래서 건물의 생명주기(Life Cycle)는 수도 배관 수명에 달려 있듯이 인간의 생명 주기(Life Cycle)도 피와 혈관 수명에 달려있다.

인간의 모든 질병은 깨끗한 피가 튼튼한 혈관을 통해 몸 전체에 잘 흐르느냐에 따라 건강이 좌우되기 때문이다.

피를 잘 돌게 하는 방법만 알면 현대 의학이 수만 가지의 치료 방법과 피곤한 힘겨루기를 하지 않고서도 쉽게 병을 고칠 수 있을 것이다.

깨끗한 피가 튼튼한 혈관으로 몸 전체로 잘 돌면 세포 조직이 활성화되고 세포 조직이 활성화되면 면역력이 높아지고 면역력이 높아지면 만병이 도망가기 때문이다.

이런 몸이 되기 위해서는 무엇보다 우선하는 것이 깨끗하고 순수한 물일 것이다.

여기에 영양가 있는 적당한 음식과 적절한 운동을 하면 더 좋은 건강을 유지 할 수 있다.

정답은 깨끗한 물 순수다.

칼슘 보충제

뼈를 튼튼하게 하고 골다공증에 좋다고 신문·방송에 대대적으로 광고하는 칼슘 보충제!

건강을 위해 챙겨 먹은 칼슘 보충제가 부작용이 크다는 연구 결과가 신문 방송에 알려져 충격을 주고 있다.

2013년 한 해 칼슘 보충제 시장 규모만 1,228억 원이다.

이 엄청난 양의 매출을 올리고 있는 거대 제약 회사와 칼슘 보충제 제조업체들은 저마다 제품의 효능을 강조하며 부작용은 거의 없다고 설명한다.

하지만 칼슘 보충제의 부작용에 대해 우려하는 세계적인 전문가들이 많았다.

칼슘 보충제를 지속해서 먹는 사람은 안 먹는 사람보다 심근경색이 일어날 위험이 2배 가까이 높다고 한다.

미국 암 협회가 미국인 38만8천 명을 12년 동안 추적 조사했더니 칼슘 보충제를 복용한 사람들이 복용하지 않은 사람들보다 심근경색 위험이 20% 높았다고 한다.

칼슘 보충제는 무기질로 제조되어 몸에 들어가면 점진적으로 결석(돌)이나 혈전이 되어 몸 여기저기 쌓이면 몸은 서서히 병들어가고 힘들어한다.

그러나 전문의의 권고에 의하면 뼈 건강을 위해 칼슘이 필요할 경우 음식을 통해 섭취한다면 칼슘 흡수를 방해하는 단백질이나 지방이 함께 소화되기 때문에 칼슘 보충제를 복용했을 때와는 달리 정상적인 혈중 농도를 유지할 수 있다고 한다.

그래서 많은 세계적인 전문가들은 음식물을 통해 칼슘을 복용하라고 권고하고 있다.

모든 식품에는 칼슘 및 미네랄이 충분히 들어있다.

무기질 축적의 위험

인체가 활용하거나 배설할 수 없는 것은 축적된다.

따라서 체내에서 소화, 흡수되지 않는 무기질은 축적되어 때가 되면 동맥경화, 신장결석, 관절염, 청각 상실 등 각종 질병을 일으키는 주요한 원인이 되기도 한다.

세계적으로 유명한 건강학자인 브래그, 워커, 배닉 박사 등은 미네랄은 반드시 음식에서 흡수해야지 만약 물속에 있는 무기 미네랄을 흡수할 경우에는 우리 몸속의 중추기관을 헤치고 각종 질병의 원인이 된다는 사실을 경고한다.

인체가 효율적으로 소화할 수 없다는 것을 인식하지 못한 채 섭취하고 있는 각종 무기성 미네랄(칼슘, 마그네슘, 철, 구리, 실리콘)이 관절 사이에 축적되면 관절염을 유발하며, 창자 벽에 남아있으면 변비를 일으키게 하고, 동맥의 혈관 벽을 덮으면 동맥경화를 일으키는 것이다.

심장 판막이 무기 미네랄 축적으로 굳어지면 심장 수술이 필요하게 되고 신장과 간에 무기 미네랄 축적이 많아지면 신장의 여과기가 막히게 되어 신장 이식 수술을 해야 되며, 축적물이 청각신경을 차단한다면 청력 상실을 가져오게 된다. (의학박사 브레그)

인체의 경고

인체 기능은 자정력이 있어 스스로 조절되고 치유정리 된다.또한, 정신 기능은 인체 기능과 상관없이 때로는 자유 의지 에 따라 행동할 수 있도록 지시할 수도 있다.

이 두 과정에서 질병은 인체가 스스로 조절되는 환경의 한계를 넘어서거나 넘어서게 한다면, 인체는 조절 능력의 한계로 어떤 질병으로 발전한다.

자신이 처해있는 환경이나 상황에 따라 자신의 몸에 어떤 질병이 발생하였다면 그것은 스스로 자신의 자유 의지 결정에 따라 행동한 잘못된 결과일 것이다.

그리고 그 결과의 교훈은 질병이 발생할 수 있었던 과정을 더는 되풀이 하지 말라는 강력한 경고이다.

또한, 그 경고를 어떻게 받아들이느냐에 따라 더 나쁘거나 더 나은 결과를 만들 수도 있다.

경고를 무시하면 재앙이 곧 뒤따라온다.

나트륨 경고

세계보건기구(WHO)에서는 저염식을 강조한다.

성인 일일 소금 섭취 권장량을 하루 2,000mg 미만으로 해야 한다는 새로운 지침을 2013년 발표했다.

하지만 2,000mg도 점차 반으로 줄여야 한다고 한다.

소금의 나트륨은 혈압과 심장병 등 만성 질환을 일으키는 요인으로 가능하면 적게 먹는 것이 바람직하기 때문이다.

그러나 2013년 한국인의 소금 섭취량은 일본인과 미국인을 포함한 세계 최대 소비 국민이다.

한국 국민 소금 섭취량이 세계 보건기구(WHO)의 권장량보다도 3배가 넘는다고 발표했다.

보건복지부 질병 관리 본부에서 조사한 것 중 특이하다고 할 만한 사실은 식성이 왕성한 30, 40대 남성인데 그들은 세계 보건기구(WHO)기준의 4, 3배를 초과한다는 사실이다.

한국의 나트륨이 많은 주요 음식은 김치류, 찌개류, 면류 등이고 김치류는 전 연령층에서 고르게 많이 섭취하는 것으로 나타났으며 20대까지는 라면, 50대 이후에는 찌개류다.

섭취 장소로는 53% 이상이 가정식이고, 36%가량은 외식이며 외식 빈도가 잦은 30~40대는 나트륨 섭취 50% 이상을 외식에서 섭취한다.

한국인의 음식 문화에는 짜야 맛이 있다는 것이다.

된장, 간장, 고추장, 김치 모두가 소금 위주의 절인 양념들이다.

선대로부터 전통적으로 이어져 내려온 우리의 짠 음식 문화이기에 잘 고쳐지지 않는다.

맛을 내기 위하여 나트륨 함량을 높이는데 주저함이 없으며 특히, 인스턴트 식품은 소금을 더 많이 넣는 데 경쟁적이다. 소금을 많이 넣는 것도 기술이 필요하다.

짜지만 짠맛을 느끼지 못하도록 하는 기술은 첨가물 해낸다. 첨가물은 식품 업계에서 알리고 싶지 않고 감추고 싶은 것 중의 하나이지만, 없어서는 안 될 물질이다.

식당 음식도 대부분 짜거나 달고 맵다.

세계 보건 기구에서 소금을 줄이라는 목소리가 커지자 매스컴에서 학자들이 소금 저감 방법을 강조한다.

하지만 실효성 있는 저감 방법은 알려주지 못한다.

기껏해야 짠맛과 신맛 조화의 방법으로 짠맛에 신맛을 섞으면 양쪽 맛이 모두 순해진다는 것이다.

이 두 가지 맛을 잘 배합하면 단맛까지도 느낄 수 있다.

초밥에 섞는 배합 초는 바로 이런 작용을 이용한 것이다.

음식이 짤 때 식초를 조금 넣으면 짠맛이 덜해진다고 하지만, 저염과는 거리가 먼 실효성 없는 허깨비 기침하는 소리다.

짠 것은 기본적으로 짠 것이지 저염은 아니다.

저염(底鹽) 방법

저염은 음식 조리에 있는 것이 아니라 식전 또는 식후 적당량의 물을 마시면 되는 것으로 물을 마시면 염 희석으로 저염 효과는 확실하다.

문제는 일반적으로 알려진 의학 상식이다.

식전·식후에 물 한 잔을 마시면 소화가 잘 안 된다,

살이 찐다, 혈당이 올라간다 등등 이론이 많기 때문이다.

부분적으로는 맞는 말이지만,

나무만 보고 숲은 보지 못하는 격이다.

약은 한 가지 목적 수단에 집중되어 있다.

한 가지 목적 수단에는 상당한 효과가 있지만, 다른 외적인 부분에는 독으로 작용할 수도 있다.

양날의 검이라는 말이다.

음식은 맛있는 것이 목적 수단으로 식전·식후에 물을 마시는 것은 실(失)보다 득(得)이 많다.

물 한잔의 익(益)

· 물의 용해력과 물질 이동으로 인한 순환 대사
· 포만감으로 인한 음식 조절로 다이어트에 도움
· 음식에 들어있는 나트륨을 최소화할 수 있다.
· 피를 맑게 하고 혈액 순환에 도움이 된다.
· 피부노화 및 주름, 피부 건조 방지에 도움이 된다.
· 탈모, 흰 머리 방지 현상에 도움이 된다.
· 변비 등 다양하게 더 많은 도움이 된다.

필자는 물을 많이 마시는 편으로 순수·초순수 아니면 순수에 가까운 물을 마신다.

순수란 물속에 미네랄이 없는 것이다.

현대 의학은 아직도 인체에 대해 아는 것보다 모르는 것이 더 많다는 사실이다.

저 염은 평소대로 맛있게 먹고 물을 마시는 것이 정답이다.

물을 얼마를 마시느냐에 따라 희석(稀釋) 비율도 달라진다. 소금의 농도 차이는 해리와 삼투 작용도 달라진다.

나트륨은 염소보다 분자량이 적지만 삼투 막에도 잘 걸린다. 삼투(滲透)작용과 희석(稀釋)의 비례(比例) 원칙도 있다.

독한 양주와 안주에는 물이 제일이다.

술과 물을 같이 마시면 취기도 늦게 온다.

그 효과는 마시는 물의 양에 비례한다.

그 외에 장기(臟器)보호도 되는 일 석 2조의 효과가 있다.

감추고 싶은 비밀

식품 겉봉에 적혀있는 '트랜스 지방 제로', '통밀 함유'와 같은 말
에 속지 말아야 한다.

왜냐하면, 식품 가공 과정에 트랜스 지방을 쓰지 않더라도 기름
과 설탕에 찌들어 있다면 건강에 오히려 더 나쁠 수 있기 때문이다.

미국 유에스뉴스 월드 리포트는 최근 소아과 의사인 데이비드
루드위그와 마리온네슬레 뉴욕 대학 영양학 교수가 '미국 의학협
회 저널'에 발표한 논문을 인용 이 같은 내용의 '식품 업계가 알리
고 싶지 않은 10가지 비밀'을 보도했다.

논문은 소비자를 속이려는 업체의 전 방위 활동을 소개했는데
첫 번째가 광고이다.

연방 무역 위원회에 따르면 정크 푸드(지방, 설탕, 소금이 많아 칼로리만
높고 영양가는 낮은 음식) 업체는 어린이 고객을 겨냥한 광고에만 매년
16억 달러(약 2조 1,700억 원)를 쏟아 붓고 있다.

2006년 학교의 자동판매기에서 탄산음료가 사라진 뒤 업체의
로비로 인해 대신 팔리고 있는 스포츠음료나 비타민 음료도 '눈 가

리고 아웅'이라고 주장 한다. 건강 음료라고 표방하지만, 성분은 탄산음료보다 더 나을 것이 없다는 설명이다.

미국 영양학회 등에 거액을 기부하고 각종 연구를 지원하는 한편 영양 지침을 헷갈리게 하도록 압력을 가하는 업체의 활동도 실상을 감추기 위한 것이다.

업체들은 비만 방지 프로그램 반대 단체들을 지원하고 식품업체 비판 단체의 신뢰를 떨어드리는 데도 적극적이다.

여러 차례의 가공 과정을 거친 음식이 몸에 좋지 않다는 것도 소비자들이 알아서는 안 되는 내용 중의 하나다.

가공 과정에서 영양소가 파괴되고 다양한 첨가물이 들어가면서 건강에는 부정적인 영양을 줄 수 있기 때문이다.

가공 과정을 통해 이윤을 창출하는 업체의 입장에서는 당연히 감춰야 하는 사실이다.

논문에서 밝힌 10가지 비밀

1) 정크 푸드 업체는 어린이 건강에 나쁜 식품 광고에 수십억 달러를 쓴다.

2) 식품업자 지원 연구는 식품의 부작용을 최소화하려 한다.

3) 정크 푸드 업계는 미국 영양 학회 등에 거액을 기부한다.

4) 식품을 많이 가공할수록 돈을 많이 번다.

5) 가공하지 않은 식품에 영양이 풍부하다.

6) 건강 표방 식품과 아닌 것과의 차이는 별로 없다.

7) 식품 겉봉에 적힌 건강 강조 문구는 음식의 질과 관계없다.

8) 식품업계는 영양 기준을 복잡하게 만들려고 압력을 쓴다.

9) 식품업계는 비만 방지 프로그램 반대 단체를 지원한다.

10) 식품업계는 자신을 비난하는 측의 신뢰도를 깎아내리는 데 적극적이다.

식품 첨가물의 위력

커피 크리머, 우리에겐 '프림'이란 이름으로 더 친근하다.

우유로 만든다고 착각하기 쉽지만 주원료는 유지(油脂)다. 유지에 물을 부은 뒤 유화제, 증점제, PH 조정제, 착색제, 향료로 맛과 색깔을 낸다.

유화제는 물과 기름을 섞어 우유처럼 만들고 증점제는 우유 특유의 끈끈함을 멋지게 만들어 낸다.

캐러멜 색소는 갈색 톤으로 진한 우유 느낌을 주게 한다.

또한, 보존 기간을 늘리는 PH조정제, 우유 맛을 내는 향료도 필수다.

크리머(프림)는 이렇게 탄생한다.

싸구려 케이크도 다르지 않다.

돼지비계가 주원료이다.

생선 기름을 넣고 대형 프로펠러로 공기를 넣으면 돼지 지방은 잔뜩 부푼다.

이때 첨가물 GM, 글리세롤 모노스테아레이트를 넣는다.

이놈은 성질이 비누와 비슷하여 GMS를 넣고 잔뜩 부푼 지방에 물을 부으면 물은 기름에 부드럽게 녹아든다.

밀가루와 설탕을 조금 넣고 콜타르 색소로 덮어 모양을 내고 먹음직스럽게 향료를 첨가한다.

데이비드 보더니스, 스크릿하우스 등의 첨가물은 현대판 마법의 가루다.

쓰레기를 진수성찬으로 불량 식품을 명품으로 둔갑시킨다. 진물이 흐르고 물컹거리는 명란젓도 하룻밤만 첨가물에 담가 놓으면 만사형통이다.

윤이 좔좔 흐르고 갓난아이 피부처럼 탱탱해진다.

씹는 맛을 내는 탄성 강화제, 맑은 색깔을 내는 착색제, 맛을 내는 향료 등 약 20가지의 첨가제가 들어간다.

첨가물 반대 전도사 아베쓰카사는 식품 첨가물은 인간이 만든 위대한 속임수라고 한다.

한 샐러리맨이 아침에 샌드위치, 점심에 돼지고기와 김치 볶음, 저녁에 컵라면과 삼각 김밥을 먹었다면 그는 최소 60가지의 다른 첨가물을 함께 섭취했다고 본다.

국내에 허가된 식품 첨가물은 모두 615종이고 이 중 419종이 합성 물질이다.

하나씩은 문제가 없지만, 많이 먹으면 어떤 문제가 일어날지 아무도 모른다. 식탁 안전 지키기도 만만찮은 세상이다.

무기 미네랄의 참고

▶ **유기 화합물**

둘 이상의 원소·원자를 가진 같은 분자로 이루어진 물질이다. 수백만 가지의 화합물이 존재하는 데 각각은 고유한 성질을 지니고 있다.

2개의 수소 원자가 하나의 산소 원자에 결합하여 있는 물에서부터 수천 개의 원자로 이루어진 핵산에 이르기까지 화합물의 복잡성은 다양하다.

대부분 물질은 여러 가지 화합물의 혼합물이다.

보통 이들로부터 여과·증류와 같은 물리적 분리 과정을 통해 순수한 화합물을 얻을 수 있다.

화합물은 화학 반응을 통해 구성 성분 원소로 분해될 수 있다.

화합물을 분류하는 방법은 여러 가지가 있는데 가장 일반적인 것은 유기 화합물과 무기 화합물로 나누는 것이다.

생명체를 구성하는 대부분의 물질은 유기 화합물로 식품의 주성분인 지방, 단백질, 탄수화물도 여기에 포함된다.

또한, 헤모글로빈, 엽록소, 효소, 호르몬, 비타민 등은 생명에 꼭 필요한 물질들의 구성 성분이다.

무기 화합물은 보통 탄소를 제외한 둘 이상의 원소가 결합되어 있는 화합물로 수많은 다른 구조로 존재하며 구성 원소에 따라 분류된다.

예를 들어 2가지 성분 화합물인 염화나트륨(식염)은 금속 원소인 나트륨과 비금속 원소인 염소로 이루어져 있다.

염화물들은 화합물의 한 부류를 이룬다.

다른 부류로는 플루오르화물이 있는데 그 예로 플루오르화나트륨(충치 예방을 위해 치약에 첨가되는 화합물)을 들 수 있다.

유기 금속 화합물에서는 유기 화합물과 무기 화합물 사이의 구분이 없어진다.

무기 화합물에서 흔히 볼 수 있는 여러 금속 원자들은 유기 화합물에서도 볼 수 있다.

혈액에서 산소를 운반하는 헤모글로빈은 탄소를 포함하는 분자에 철 원자가 결합하여 있는 형태이다.

다른 예로 녹색 식물에 꼭 필요한 엽록소를 들 수 있는데 이것은 유기 분자 내에 마그네슘 원자를 가지고 있다.

일부 화합물은 많은 금속을 부식시키고 그 과정에서 수소 기체를 발생시키는데 이를 산이라고 한다.

염기는 산과 반대되는 화학적 작용을 하는 화합물이다.

화학 반응은 염기는 산을 중화시키고 물과 염을 생성한다.

▶ 무기 화합물

무기 화합물은 탄소를 포함하지 않는 화합물의 총칭으로 단순히 무기물이라고 부르기도 한다.

단, 탄소를 포함하고 있는 화합물 중에도 이산화탄소, 일산화탄소, 다이아몬드, 칼슘 카바이드 등은 무기 화합물로 분류한다.

무기 화합물의 화학적 성질은 원소의 최외각 전자 수에 따라 성질이 다채롭게 변화한다.

화합물로는 수소 화합물, 산화물, 황산염, 질산염, 탄산염, 초산염, 배위 화합물 등이 있다.

철(Fe) 칼슘(C+) 마그네슘(Mg)

물속의 철(Fe)

철은 주로 광산 지역 해안 매축지 지하수에 많이 존재하며 대한민국 전역에 걸쳐 내륙 지방보다 해안 지방에 더 많이 분포되어 있으며 많은 곳은 60ppm 정도까지 있다.

(60ppm이란 수산화 후 붉은색을 띠는 것을 말한다)

또한 대부분 망간(Mz)과 6:4 정도로 함께 존재한다.

철(Fe)은 지하수에서 투명한 1가 이온으로 존재하다가 지상에 나오면 산소와 결합 수산화 제 2철로 산화 분자량이 커지면서 색깔이 나타난다.

철만 있으며 붉은색 망간이 포함되면 검 붉은색으로 변한다. 이 철은 철(쇠)이지만 자석에는 붙지 않는다.

대한민국 먹는 물 수질 기준에 철은 0.3㎎/ℓ 이하이다

▶ 칼슘(Ca), 마그네슘(Mg)

칼슘(Ca)은 지표수에는 거의 없으며 주로 광산 지역에 많으며 대한민국 국토 전역 지하수에서 석출된다.

수처리에서 pH(수소 이온 농도) 측정은 주로 경도(硬度)를 말하며 경도는 칼슘(Ca), 마그네슘(Mg)을 총칭한다.

경도(硬度) 성분인 칼슘(Ca), 마그네슘(Mg)은 딱딱할 경 자를 쓴다.

영어로는 Hardness, 한자로는 硬度이다.

칼슘(Ca), 마그네슘(Mg)은 센물이라고 하여 각종 용수로는 부적절하며, 비누가 녹지 않고 끈끈하여 목욕하면 몸에 붙어 각종 피부 질환을 유발한다.

칼슘(Ca) 제조법은 석회석을 약 1,000도에서 10시간 정도 소성시켜 물을 뿌리면 분해가 되어 분말이 되는데 이것이 소석회 또는 생석회다.

농사용, 시멘트 원료 등 산업용으로 다양하게 사용된다.

이 소석회를 스테아르산으로 중화시키면 백색의 분말이 만들어지는데 이것이 물속에도 있는 탄산칼슘이다.

용도는 인쇄용 종이, 도료, 화장품, 신발 제조 등 산업용으로 다양하게 사용된다.

칼슘이 많은 지하수를 증발시키면 백색 가루가 남는데, 그것이 탄산칼슘이고 불에 태우면 파란불 빛이 난다.

인체에 있는 돌들도 태우면 파란 불빛이 난다.

무기성 칼슘 마그네슘 들인 것이다.

먹는 물 법적 수질 기준에 경도(pH)는 300mg/ℓ 이하이다. 수돗물의 경우, 현재 전국 평균 경도는 120 정도이며 수처리 전문 엔지니어들은 120을 측정 기준으로 한다.

우기 때의 수돗물 평균 경도는 약 70~80 정도이고 건기 때는 평균 약 150 정도로 기준을 정해 놓고 있다.

건물 배관에 미치는 영향

건물의 생명 주기(Life Cycle)는 수도 배관 재질과 물의 수질 상태에 달렸다.

철을 재료로 한 주철관에는 물이 어떤 물이냐에 따라 건물의 배관 수명이 길어질 수도 있고 극히 짧아질 수도 있다. 그 주범이 철, 칼슘, 마그네슘이다.

원자력 발전소 보일러는 400kg/㎠ 이상의 고압이 걸린다. 배관 스케일 방지를 위하여 초순수(18㎆/cm)를 사용한다. 스케일이 조금만 끼어도 엄청난 압력에 배관이 폭발할 수 있기 때문이다.

철은 배관에 전이차(電異差) 또는, 수산화(水酸化) 작용으로 관을 부식시키고 칼슘, 마그네슘은 안착하고 뭉쳐지면서 스케일(Scale)로 관을 막는다.

산소를 제거시킨(Degas) 초순수는 배관 수명을 반영구적으로 유지할 수 있다.

사람의 혈관에도 건물 배관과 같이 거의 비슷한 현상이 일어난다.

혈관을 막는 혈전이 주로 무기 미네랄이라는 사실이다.

순수한 물은 미네랄이 없으므로 혈전 영향을 줄인다.

다음은 의학박사(미국) 폴 씨 브래그의 무기물 경고에 대한 글이다.

무기물과 유기물

화학 물질은 무기물과 유기물 두 가지 종류가 있다.

염소, 명반, 불화나트륨과 같은 무기 화학 물질은 인체 조직에 유용하게 사용될 수가 없다.

인체에는 17가지의 유기 광물질이 있는데 그것은 살아있는 싱싱한 것들로부터 얻을 수 있다.

사과 같은 과일이나 채소를 먹을 때 그 물질은 살아있다.

그른 것은 나무로부터 떨어진 다음에도 일정 시간 동안 생명을 가지고 있다.

육류, 생선류, 우유, 치즈, 달걀도 마찬가지로 유기 광물질은 인체가 건강하게 살아가는 데 있어서 필수다.

인간이 아무것도 살지 않는 무인도에 버려진다면 굶어 죽을 것이다.

비록 발밑 흙에는 17가지의 무기 광물질이 포함되어 있지만, 인체는 그것을 생명에 활용하지 못한다.

오직 식물만이 땅으로부터 무기 광물질을 흡수해 이용할 수 있다.

인체는 식물과 같이 화학 작용을 하지 못한다.

다시 말하면 오직 식물만이 땅속의 무기 광물질을 유기 광물질로 전환 시킬 수 있다.

생명체는 본능적으로 무기 광물을 거부하게 되어 있다.

식수 속 위험한 무기질

식수를 소독하기 위하여 사용되는 염소, 명반 등 흔히 말하는 샘물, 우물 같은 정화된 물속에도 약간의 무기 광물질이 있다.

물속에 인간을 늙게 하는 온갖 광물질이 함유되어 있다는 것은 자연의 아이러니다.

무기물과 동맥경화

석회석 동굴에는 한 방울, 한 방울의 석회물이 떨어져서 거대한 종유석과 석순을 쌓아 놓는다.

이것은 음료수에 들어 있는 탄산칼슘과 같은 무기 광물질이 인체의 내부에 쌓이는 것과 똑같은 과정을 나타내는 것이다.

탄산칼슘이나 석회 같은 것은 시멘트나 콘크리트를 만드는데 필요한 성분이다.

이런 화학 물질이 인체의 조직 내에 들어와 오랜 시간 동안 신진대사의 과정을 거칠 때 동맥경화를 일으키게 된다.

의사들은 이것을 동맥이 퇴화한 상태라고 한다.

사람들은 동맥 경화는 세월이 지나면 자연적으로 오는 증상인 줄 알고 있지만, 사실은 그렇지가 않다.

나이 들면 노쇠해지고 동맥은 경화된다는 것은 미신적인 생각이다.

매우 훌륭한 의사들도 동맥경화는 치료할 수 없다고 말한다.

기술은 경동맥이나 인후정맥 같은 목과 심장의 굵은 혈관을 플라스틱 인공 혈관으로 대체할 수 있을 때까지 왔다.

또한, 신체의 굵은 혈관에 낀 무기 침전물을 씻어낼 수 있는 값비싼 외과 치료까지도 가능하게 발전했다.

하지만 수 마일에 달하는 전체의 혈관에 비한다면 그런 국소적인 청소가 큰 의미를 가질 수는 없으며 어떻게든 동맥, 정맥, 모세 혈관에 낀 모든 무기질의 침전물을 효율적으로 없애야 한다.

무기물의 뇌경색

콜레스테롤, 염화나트륨과 더불어 무기 광물질이 인체에 끼치는 가장 심한 손상은 뇌의 작은 혈관을 경화시키는 일이다. 동맥경화와 혈관의 석회화는 태어나면서부터 시작된다. 왜냐하면, 인간은 태어나면서부터 무기 화학 물질을 섭취하기 시작하기 때문이다.

신체의 돌들

생화학에 대하여 배우면 배울수록 왜 그렇게 많은 사람이 빨리 늙고 신체적 고통을 당하게 되는지에 대해서 나는 런던의 큰 병원을 방문하여 인체 내의 결석에 대하여 좀 더 많이 알 수 있게 되었다.

왜 인체 속에 돌이 생기며 인간의 건강에 이 돌들은 무엇을 의미하는가?

인체 내에서 돌들이 가장 많이 생기는 부위는 쓸개, 신장, 오줌관이라고 알려진 신장과 방광 사이의 통로, 그리고 방광이다.

그 밖에 엑스레이로 가끔 돌을 관찰할 수 있는 기관으로는 위장

뒤에서 내·외 분비를 하는 췌장을 들 수 있다.

신체의 어느 부위에 생겼든 간에 결석은 일단 병으로 취급한다.

나의 의견으로는 이 모든 돌은 대부분의 사람이 먹는 균형을 이루지 못한 산성의 유독한 식사와 화학 처리된 음료수, 많은 양의 소금과 포화 지방에서 나온 미끈미끈한 콜레스테롤에 의해서 형성된다고 본다.

불균형한 식사는 인체가 제거할 수 없는 독성 물질을 형성하고 이 독성 물질들이 화학적인 작용으로 돌이 된다.

특히 모든 음료수에 들어있는 탄산칼슘과 같은 무기 광물질이 인체 내에 결석이 생기도록 하는 데 큰 역할을 한다.

담석

조용한 담석은 담낭 안에 가만히 있어서 담석 통이라 알려진 격렬한 복부 통증을 수반하지 않는다.

그러나 이 조용한 담석도 언제 시끄러운 담석이 될지 모른다.

담석 통은 담낭 그 자체에서만 생기는 것이 아니라 담낭의 분비물과 간의 분비물을 장으로 흘려보내는 송수관에서도 생긴다.

이것은 담낭이 결석을 몸 밖으로 내보내려 할 때 일어난다. 만약 담석이 지나갈 길목이 폐쇄되어 있다면 격렬한 통증과 함께 담낭과 관에 염증이 생긴다.

그리고 만약 돌이 관속을 막게 되면 간은 소화에 필수적인 담즙을 장으로 보낼 수가 없게 된다.

이렇게 되면 간도 이상해져서 그 결과 피부와 눈의 흰자위가 노랗게 담즙으로 인해 변색하는 황달이 일어난다.

조용한 담석 역시 피부의 색깔에 나타난다.

이 경우는 할리우드의 유명한 영화배우였던 타이론 파워를 들 수 있다.

그는 굉장한 능력을 갖춘 남자였다.

그러나 그의 눈과 피부는 담석증의 증세가 나타나 있었다. 나는 그에게 생활 방식을 바꾸고 자연적인 방법을 따르라고 권유하려 했다. 그러나 불행하게도 나의 건강 메시지를 그에게 전할 수 없었다.

그 사람은 일찍 사망했다.

만약 내가 그에게 간장 해독의 프로그램을 제공할 수 있었다면 그리고 불균형한 식사와 소금, 무기 광물질로 화학 처리된 물을 마시는 것을 바꾸었다면 그는 아마 좀 더 긴 인생을 살 수 있었을 것이다.

나에게는 담석에 걸려서 영양학적 치료를 받고 있는 사람들이 많이 있다.

그들은 자신의 내부에 생명력이 향상하면 담석을 자연스럽게 작은창자로 내보내어 몸 밖으로 배설하게 된다.

신장결석

나의 견해로 신장결석은 그 원인이 탄산칼슘과 같은 무기 광물질이 잔뜩 포함되어있는 화학적으로 무거운 경수 때문이 아닌가 한다.

캘리포니아 사막의 우리 집 아래의 지하 몇백 피트에는 지하수가 흐르고 있다.

이 지하수는 화씨 175도의 뜨거운 물로 탄산칼슘과 탄산마그네슘이 많이 함유되어 있다.

이 물은 이런 무기 광물질들이 곧 파이프 속을 막아버리기 때문에 철이나 강철 파이프는 사용할 수가 없었으며, 오직 동 파이프만이 사용되었다.

온 세계에서 이 광천 마을로 온천을 하러 왔는데 이 온천은 정말 효험이 있었다.

한 가지 예로 이 온천은 관절염이나 류머티즘의 고통을 가라앉혀 주었다.

대개 온천의 온도는 화씨 104도에서 108도를 유지하는데 인체는 정상 체온이 화씨 98. 6도이다.

체온보다 뜨거운 물에 몸을 담그면 체온은 인위적으로 올라가 신체의 9,600만 개의 땀구멍을 통하여 많은 유독성 물질들이 배출된다.

그래서 우리는 땀을 쭉 빼고 나면 산뜻하고 가벼워지는 것을 느낄 수 있다.

그러나 아주 슬픈 일은 이 온천을 찾아오는 사람들에게 무기 광물질이 잔뜩 들어있는 온천수를 마시도록 권유한다는 것이다.

이 온천의 무기 광물질의 함유량은 대단하다.

만약 냄비에 5갤런의 물을 받아서 증발시키면 큰 덩어리가 하나 남는 것을 확인할 수 있을 것이다.

무기질의 물

5~6년 전에 뉴욕 출신의 한 신사가 이 온천에서 목욕을 하기 위하여 왔다.

온천장 주인은 이 사람한테 광천수는 몸에 좋다고 마시라고 권했고 나는 오직 목욕만을 하고 마시지 말라고 충고를 했다.

하지만 그 사람은 나의 충고를 듣지 않고, 6개월 동안 여기서 목욕하고 그 물을 마셨다.

그리고 어느 날 밤 그 사람이 괴로운 신음을 하는 것을 듣고 호텔로 달려갔을 때 그 사람은 죽어 있었다.

부검 결과 커다란 신장결석이 대동맥을 찔렀다는 것이 판명되었다.

이 세상에는 수백 만의 사람들이 각기 다른 모양과 크기의 신장결석을 가지고 있다.

어떤 경우에는 그 결석으로 인하여 신장을 들어내야만 한다.

나는 우리나라뿐만 아니라 국외의 여러 온천에 다녀보았다. 그러면 온천의 주인들은 이런저런 병이 치료되니까 온천수에 목욕하고 마셔보라고 한다.

하지만 나는 이것을 믿을 수가 없다.

광천수에 목욕을 함으로써 고통을 제거할 수 있다는 것은 옳은 말이다.

그 물에 목욕함으로써 신체의 노폐물을 해독시킨다는 말도 옳은 말이다.

그러나 이런 고농도의 광천수를 마신다는 것은 심각한 문제를 일으킨다.

진정으로 내가 충고하건대 "광천수를 마시지는 마라. 무기성 광물질은 소화될 수 없다는 것을 항상 명심해라."

인간은 살아있거나 살아 있었던 생물체로부터 만이 유기 광물질을 얻을 수 있다.

인간의 존재 방식

비 에이 하워드의 인간에 대한 완전한 연구에 의하면, 인체는 다음과 같은 성분으로 구성되어 있다.

10갤론의 통을 메울 수 있는 물과 7개의 비누를 만들 수 있는 지방질, 900여 개의 연필심을 만들 수 있는 인, 중간 크기 정도의 못을 만들기에 충분한 철분, 극미한 양의 코발트, 요오드, 아연, 구리, 몰리브덴, 티타늄, 베릴륨 등이다.

그러나 이 모든 것들이 무기성이 아닌 유기성 화학 광물질이라는 것을 명심해야 한다.

유기성 물질과 무기성 물질 사이에는 명백한 경계선이 있다.

비록 그 화학적 성분은 공기나 토양 속에 존재하는 것과 동물 또는 식물 속에서 발견되는 것에 차이는 없지만, 유기적인 것은 공기와 토양의 구성 요소들이 활력을 얻게 되는 식물의 생명 과정을 통해서만 가능하다.

유기적인 것과 무기적인 것의 구별은 오직 활력을 가지고 있느냐에 따라 구별된다. 예를 들면 적혈구 속의 철분은 무기성 철분과 그 화학 성분이 꼭 같지만, 인간이 아무리 못을 빨고 있어도 그로부터 적혈구에 필요한 철분을 얻을 수는 없다.

하지만 블랙베리를 먹을 때는 가능하다.

쇠못 분자를 구성하는 철분과 블랙베리의 유기철과 화학적 성분은 같지만, 광합성이라는 위대한 자연의 힘에 의해서만이 불활성 무기 물질들이 인간의 삶에 필요한 유기 물질로 전환한다.

가끔 인체의 광물질을 광물질 염이라고 말하는데 이 말은 사람들이 염이라는 단어 때문에 보통 식염이나 무기 염화나트륨으로 잘못 생각하게 하게 한다.

모든 광물질이 식물에 의해서 만이 생명력을 갖게 된다는 것을 명심해야 한다.

화학적으로 분석되거나 분리된 광물질은 인체 조직을 파괴할 뿐이다.

물론 화학자들은 석회석 속에서도 흙에서와 같은 광물질 성분을 발견할 수 있을 것이다.

그러나 화학적으로 분리된 광물질 속에는 극히 미묘한 생명 전기가 없다.

이 생명 전기는 실험실에서 응축(凝縮) 또는 추출될 수 있는 것은 아니다.

인체에 필요한 광물질 요소들은 모든 유기체의 공통적인 생명 변화 현상인 삶과 죽음의 문제처럼 유기적으로 인식돼야만 한다.

뼈대의 유기성 칼슘과 적혈구 속의 유기성 나트륨과 인은 유기적 형태를 구성하고 있고 그런 것들은 생명 기능을 수행할 수 있는 생존 기간이 있다.

이런 것들은 생리적 활동을 함으로써 전자기(電磁氣)적 긴장을 잃게 될 것이다.

달리 말하면 이런 것들은 자신의 임무가 끝나면 다른 신선한 광물질들로 대체되어야만 한다는 것이다.

우리가 식단의 50%를 생채소와 과일로 채워져야 하는 이유가 바로 이것 때문이다.

생채소와 과일은 생명 전기의 대규모 공급원이다.

인체 내의 광물질들

인체에는 17종류의 필수 광물질이 있는데 이것들은 음식으로부터 섭취돼야 한다.

칼슘과 인, 마그네슘은 성장 발육과 골격을 형성하는 데 절대적이다.

나트륨과 염소, 칼륨 등은 신체 분비액을 만들고 안정적으로 흐르게 한다.

칼슘과 인, 유황은 신체 세포의 필수적인 요소로써 모든 조직과 기관의 근간이 된다.

마그네슘, 철, 인 등은 음식으로부터 얻은 에너지의 방출에 관계된 효소 체계를 이루는 데 필요하다.

요오드 에너지는 사용과 성장을 조절하는 갑상선에 중요하고, 구리와 철은 적혈구의 형성에 필요하며 유황과 코발트는 인체 내의 비타민 합성에 이용된다.

아연은 인슐린을 만드는 데 있어 필수적이다.

모든 광물 성분이 다 건강의 확실한 증거인 생명력의 한 요소로써 공헌한다.

인체가 겪고 있는 벌

인체는 많은 독을 섭취해도 여전히 제 기능을 발휘할 수 있는 신비한 기관이라 처음 얼마 동안은 스스로 상황을 조절하는 것 같다.

그러나 마침내 최후의 날이 와서 인체 내의 돌들이 고통을 주기 시작하면 그때까지도 웃던 사람들이 "살려 주세요. 이 끔찍한 고통을 덜어주세요." 하고 고통을 호소한다.

이런 사람들이 치료를 원하는 사람들이다.

그러나 어느 사람도 병을 치료할 수 없으므로, 고통이 올 때 까지 기다리는 건 절대 금물이다.

그때는 너무 늦기 때문이다.

오늘 당장 계획과 신념에 따라 하나밖에 없는 육신이 고통당하지 않게 확신을 가지고 자연의 건강 법칙에 따르기를 권한다.

순수한 물만을 마셔라

과일 주스나 채소즙 이외는 나는 단지 증류수만을 마신다. 오늘날과 같이 오염된 세상에서는 증류수만이 가장 순수한 물이다.

증류수 속에는 단지 수소와 산소 두 원자만이 들어 있으며 그것이 유기물이든 무기물이든 간에 다른 이물질은 들어 있지 않다.

증류수는 음식을 조리하는 데도 사용되며 건전지의 충전액으로도 사용된다.

증류수는 인체에 아무런 찌꺼기도 남기지 않는다.

이 속에는 소금 성분도 없다.

인체에서 여과 작용을 하는 신장을 위해서는 증류수가 가장 좋은 물이다.

증류수는 혈액을 위해서도 가장 좋은 물이며 폐, 간, 위, 또한 인체의 모든 장기를 위해서도 증류수는 아주 이상적인 물이다.

왜냐하면, 증류수에는 아무런 무기물 유기물이 들어있지 않기 때문이다.

증류수는 순수하므로 물약을 만드는 데 사용 된다.

누구도 증류수는 죽은 물이라고 해서는 안된다.

물론 물고기들은 증류수에서는 살지 못한다.

식물들 또한 증류수에서는 살지 못한다.

물고기들은 수초들이 살아야 살 수 있으며 수초들은 무기 광물질이 필요하다.

'의학박사 폴, 씨, 브래그 (미국)'

산은 산이요 물은 물이다. -

어느 고승의 말이다.

물은 물로서 그 이상도 그 이하도 아니며 물에 다른 물질을 첨가하면 칵테일이지 순수는 아니다.

상업은 제품 다양화로 매출과 이익을 발생시키지만 물은 다양화가 없다.

물은 그냥 순수가 불변의 최고 좋은 물이다.

상업은 물을 기능성이라는 다양화로 매출을 올리고 이익을 남긴다.

고객들은 선택의 여지가 많아져 철없는 아이들조차 병 모양과 색깔에 떼를 쓴다.

물은 깨끗함의 상징인 순수 하나로 충분하다.

상식(常識)의 중용(中庸)에서 아닌 것은 확실하게 Filtering 할 수 있어야 할 것이다.

순수에 대한 상식

물의 성질은 용해, 세정, 세척, 그리고 물질의 이동이다.

물은 순수(純水)할수록 물질의 용해와 세정력이 높다.

순수란 비저항 1, 0㏁/cm 25℃(1,000,000Ω/cm)~18㏁/cm 25℃(18,000,000Ω/cm)의 물을 말한다.

좀 더 쉽게 말하면 청정 지역 빗물이 순수에 가깝고 물을 가열하여 발생하는 증기를 냉각하여 만든 것을 순수라고 하며 증류된 순수의 전기적 비저항은 5, 0㏁/cm 25℃이다.

이러한 물을 실험실에서는 일반적으로 1차 순수라고 한다. 순수에는 무기물이든 유기물이든 전혀 없는 것이다.

순수는 일반 물과는 달리 용해력과 세정력이 높다

순수 만드는 방법

순수는 가정용 역삼투압 방식 정수기로 간단히 만들 수 있으며 역삼투압 방식 외에는 불가하다.

방법은 아주 간단하다.

가정용 역삼투압 정수기 생산수 끝에 DI라고 하는 순수용 필터 하나만 연결만 하면 된다.

DI 필터는 정수기 필터 전문 업체에서 구매할 수 있으며 DI 필터란 Deionizer Filtration이다.

가정용 역삼투압 방식의 대표적인 회사는 웅진 코웨이와 청호나이스 두 회사가 있지만 이름 없는 군소 조립 정수기도 엄청나게 많다.

대기업 정수기나 소기업 조립 정수기나 가격에 상관없이 수질 성능에는 차이가 전혀 없는 이유는 모두가 같은 부품을 사용하기 때문이다.

미네랄 논쟁 끝

미네랄을 강조하는 사람에게 초순수를 마시라고 하면 기절초풍할지도 모른다.

인간 에게는 H2O 물이 가장 좋은 물이다.

증류수에 콩나물이 살 수 없는 것도 사실이고 물고기도 증류수에서 살 수 없는 것도 사실이다.

동물과 식물은 사는 환경과 영양이 다르기 때문이다.

증류수에는 영양분이 없어 죽은 물이라 하고 증류수를 마시면 설사를 한다는 것도 잘못 알고 있다.

과거 60~70년대 실험실에서 사용하던 이온 교환 수지 방식은 약품이 사용되었다고 해서 먹는 물로는 부적합하다 하고 증류 방식은 용존 산소 부족으로 마시면 설사를 한다고 한다. 그러나 순수는 아무것도 없는 pH 7, 0일 뿐이다.

필자는 20년 이상 순수를 마시고 건강 또한 이상 없다.

이런 지식은 일반 상식인데도 식자라는 이름을 앞세워 직접 경험해보지도 못한 사실을 논리화시켜 앵앵거린다.

이런 말에 적극적으로 동조하는 사람들 대부분이 수직 전달식의 대학 교육을 받은 사람들이고 그들은 대학이라는 명분으로 그 잘못된 지식에 안주하기를 주저하지 않는다.

더는 먹는 물속에 미네랄을 강조하지 말기를 바란다.

정주영 회장님의 유명한 말씀을 떠올려본다.

"너 해봤어!"

지식이 엉터리면 재앙이 온다.

부 록

육체는 닳아져 마모되기보다
녹슬어 부식되어 간다.
이런 상태에 있는 육체를 자극하
여 약화한 신체 기능들을 강화
하기 위해 냉수욕은 유익하다.

냉수욕(冷水浴)

▶ 냉수욕이란?

찬물에서 하는 목욕을 말하며 여름보다 특히 늦은 가을 이후부터 이른 봄까지 찬물에서 하는 목욕을 말한다.

겨울에는 주로 목욕탕에서 온탕과 냉탕을 오가며 하지만, 진정한 냉수욕은 온탕과 냉탕을 오가며 하는 것이 아니고 처음부터 냉수에 의한 목욕을 말한다.

▶ 냉수욕의 수온(水溫)

사람이 체감으로 느끼는 중간 온도는 섭씨 25℃로 물 25℃는 차지도 덥지도 아니한 미지근한 개성 없는 물이다.

목욕물 온도는 섭씨 25도를 기준으로 1도씩 오르내리면서 온수욕과 냉수욕으로 구분된다.

온수욕에 가장 이상적인 온도는 40~45℃일 것이다.

이 온도는 중간 온도 25도에서 15~20도를 더하면 된다.

냉수욕에서 가장 이상적인 온도는 5~10℃일 것이다.

이것도 25도에서 15~20도를 빼면 된다.

물론 사람과 체질에 따라 각각 다르겠지만 대체로 이런 온도가 대중적이다.

냉수욕은 대략 20℃ 이하부터 냉기를 느낄 수 있다.

하지만 17℃ 이하로 내려가면서 냉수욕의 맛을 느낄 수 있는데 초겨울(11월)이나 늦은 봄(4월)은 수온이 17℃ 정도 내려간다.

지방에 따라 다르지만, 경남 지방 강, 해수 기준이다.

냉수욕의 초보 단계는 17℃~15℃ 사이가 좋다.

이 정도는 보통 건강한 젊은이면 훈련을 받지 않고도 무리 없이 할 수 있는 수온이다.

수온 11~8도 사이는 청년이라도 약간의 훈련이 필요하며 훈련이 잘된 사람은 3℃~5℃ 정도가 좋다.

냉수욕은 입수에 전문가적인 세심한 주의와 보조 수단이 필요하다.

냉수욕에는 지하수, 지표수(계곡), 상수도, 해수가 있는데 겨울철 지표수(계곡물)는 대기 온도보다 평균 3~4도 낮다.

지하수는 지역과 지형 그리고 대수층에 따라 조금씩 차이가 있지만, 보편적으로 약 20~22도 사이다.

경남 지방 겨울철 해수 평균 온도는 11~10도 사이다.

강원도 해양 심층수는 수심 200m 이하이며 약 3~4도다.

▶ 유의 사항

냉수욕은 혈액 순환을 도와주고 체내 백혈구가 증가함에 따라 만성 피로에도 효과가 있지만, 협심증이나 고혈압, 동맥경화 환자들은 혈관이 수축하면서 혈압 상승을 가져올 수 있으므로 피하는 것이 좋다.

몸이 춥고 냉한 체질은 체력이 감당할 수 있는 한도 내에서 해야 한다.

이런 사람은 비틀어 짠 찬 물수건으로 모세혈관이 많은 손, 발, 팔·다리, 몸통 순으로 피부가 빨갛게 되도록 문질러 주는 것만으로도 충분하다.

체력이 향상하면 냉수마찰 후 찬물에 들어간다.

▶ **계곡 및 바다 냉수욕 준비물**

1. 대형 타월
2. 방한·보온 옷
3. 따끈한 음식이나 음료수

▶ **냉수욕 방법**

1. 준비 운동
1) 겉옷을 벗고 가벼운 복장을 한다. (내의만 착용)
2) 간단한 몸풀기 준비운동은 약 15분 정도 한다.
3) 몸풀기는 몸에서 땀이 약간 날 정도가 좋다.

2. 입수

허벅지까지 물을 적시고 물에 서서히 들어가서 하반신까지 약 3~5분간 물속에 잠긴 상태로 있는다.

처음 3~5분간이 제일 힘들게 느껴지는데 이 시간을 마의 5분이라고 한다.

초보들 대부분은 이 5분을 참지 못하고 물 밖으로 나온다. 적응이 안 된 사람은 무척 힘든 고통의 시간일 것이며 피부가 따끔따끔 바늘로 찌르는 것 같은 고통이 온다.

대부분 여기서 포기하는 사람이 많은데 이 순간이 냉수욕의 제일 큰 고비다.

그 고통을 참아야 한다. 마의 5분이기 때문이다

5분 정도가 지나면 피부가 찬물에 적응한다.

따끔거리는 고통이 서서히 사라지고 냉수욕의 맛을 느낀다. 냉수욕 도중에 몸을 많이 움직여 주는 것이 좋은 이유는 몸이 물에 적응은 했지만, 체온은 내려가기 때문이다.

체온 유지를 위하여 몸을 많이 움직인다든가 몸을 비비고 문질러 주는 것이 바람직하다.

움직이지 않고 가만히 있으면 저체온증이 올 수 있어 위험하다. 냉수욕은 15분이 적당하다.

▶ 저체온증

체온 이상 하강의 증상으로 다른 말로는 Hypothermia, 한전

(寒戰), 오한(惡寒), 외한(畏寒), 신냉(身冷)이라고 한다.

차가운 공기나 물에 노출되면 몸이 위험할 정도로 차가워지는 증상 즉, 체온이 정상보다 저하하는 것을 말한다.

원인으로서는 체온 조절 기능은 정상인데 외계 온도가 현저하게 낮아지는 경우와 조절 중추에는 이상이 없고 말초 작용 기관에 이상이 있는 경우 및 중추에 이상이 있는 경우가 있다.

▶ 나이 별

모든 나이 층에서 발생할 수 있으나 특히 60세 이상 성인에게서 가장 많이 일어난다.

▶ 증상

근육을 지배하는 뇌의 운동 통합 기구에 이상이 생겨 정신적 혼돈이 오고 직장 체온이 하강한다. (35~36.7도) 맥박이 느려지고 혼수상태가 온다.

▶ 냉수욕 후

1. 냉수욕은 약 15분 정도가 알맞다.
2. 냉수욕이 끝나면 대형 수건으로 몸의 물기를 잘 닦는다.
3. 보온 옷으로 갈아입고 몸을 움직여 체온 상승을 돕는다.
4. 준비한 따끈한 음식이나 음료로 체온을 보충한다.
5. 잠시 편안하게 휴식한다.

▶ 냉수욕의 장·단점

인체는 생명의 흐름인 혈액순환을 통해 건강을 유지한다.

현대 기계 문명은 인체의 기능들을 퇴화시킨다.

신체는 힘쓰는 중에 혈액순환 증가와 함께 장기와 조직이 건강하게 활성화된다.

팔이나 다리가 부러져서 3~4개월 깁스로 고정했다 풀면 근육은 굳어있고 약화하여 있는 것을 볼 수 있다.

추우면 따뜻하게 난방하고 더우면 에어컨을 사용하여 신체가 온종일 땀 흘릴 일 없으면 대사 무력증 상태가 되어 녹슨 기계와 같이 몸은 무기력해진다.

육체는 닳아져 마모되기보다 녹슬어 부식되어 간다.

이런 상태에 있는 육체를 자극하여 약화한 신체 기능들을 강화하기 위해 냉수욕은 유익하다.

특히 하루 종일 따뜻한 실내에서 특별한 노동 없이 머리만 쓰는 현대인들에게 유익하다.

▶ 냉수욕의 효과

1. 모세혈관을 자극하여 혈액순환을 증가시킨다.

2. 피부 수축 자극으로 피부 주름이 줄어든다.

3. 피부 수축 긴장으로 피부 건강 및 탄력이 좋아진다.

4. 만병의 근원인 감기 예방이 된다.

5. 겨울철 추위를 덜 탄다.

6. 신경계를 안정시켜 잠을 잘 자게 해준다.

7. 소화 기관의 활력 증가로 소화력에 도움을 준다.

8. 추위에 대한 면역 증가로 대사를 활발하게 한다.

▶ **겨울철 목욕탕에서 냉수욕**

겨울철 목욕탕 냉수욕은 야외 냉수욕의 기초이다.

겨울철 목욕탕 냉수는 목욕탕에 따라 조금씩 다르지만 대체로 17도~ 20도 정도이고 가끔 더 낮은 곳도 있다.

목욕탕 냉수욕도 앞서 언급 한 바와 같은 규칙을 따른다.

야외 냉수욕보다 주의할 점은 냉수욕 후 온수 탕에 바로 들어가는 것은 절대 금물이라는 점이다.

온수 탕에 들어가고 싶은 생각도 나지 않지만, 온수 탕이나 사우나 실에 들어가면 급격한 피부 수축이 일어나서 따가운 고통뿐만 아니라 피부 손상이 일어날 수 있다고 피부 전문의들은 말한다.

냉수욕 후 탕 밖 상온에서 몸을 어느 정도 냉기에서 회복시킨 뒤 증기탕에 들어가 서서히 몸을 회복시키는 것이 좋다.

산(Mountain) 계곡 냉수욕

▶ 장소 선택

1. 바람이 없고 기류가 다소 안정된 곳이 좋다.

기류가 심하면 체온이 급격히 내려가 목욕 불가하며 기류가 안정된 곳은 물속이 포근함을 느낀다.

2. 얼음이 얼지 않고 물이 많이 고여 있는 곳을 택한다.

얼음을 깨고 들어가도 물속은 포근한 느낌이다.

▶ 준비물

1. 대형 수건
2. 보온 옷
3. 따끈한 음식이나 음료수

▶ 겨울 바다 수영

부산 해운대 해수욕장에서는 매년 1월경 '북극곰'이라는 타이틀로 '겨울 바다 수영 축제'가 열린다.

부산일보가 1987년부터 시작하여 2014년이 27회가 된다. 필자는 25, 26, 27회에 참가하였는데 오전 9시부터 집결하여 각종 이벤트가 진행되었다.

11시부터 11시 20분까지 준비 운동을 충분히 하고 바다에 들어

간다.

대기 온도는 5도 정도고 수온은 11도 정도다.

냉수욕에 적합한 온도라고 할 수 있다.

하늘에는 에어 비행기가 돌아다니고 바다에는 수영 한계선에 경비 보트와 안전 요원들이 선을 넘지 못하게 지도한다. 참가자들 대부분이 20대~40대이지만, 입수 후에 제일 먼저 밖으로 나오는 이들은 단연 20대들이다.

약 40분간의 수영을 마치고 나오면 따끈한 국수나 컵라면 한 그릇과 커피 한잔으로 몸은 정상으로 돌아온다.

약 2시간의 짧은 시간이지만 참으로 보람이 있다.

누구나 할 수 있는 것이 아닌 특별한 시간이기에 보람을 느낀다.

▶ 냉수마찰

냉수마찰은 수건에 찬물을 적신 후 물기가 약간 남을 정도로 짜서 팔, 다리, 배 등을 문질러 피부에 자극을 주는 것으로, 냉수마찰은 주로 아침에 일어나 가벼운 산책이나 체조 후에 하는 것이 좋다.

▶ **냉수마찰의 효과**

냉수마찰의 효과는 한·냉 자극과 마찰 자극 효과가 있다.

피부에 차가운 자극을 주게 되면 피부는 체열 발산을 막기 위하여 피부 혈관을 수축하고 근육의 긴장을 촉진한다.

한·냉으로 수축한 혈관과 근육은 그다음 과정인 마찰로 인해 피부의 지각신경이 흥분되고 혈관이 확장되어 피부 혈액순환 림프 순환을 활발하게 한다.

이는 피부의 영양을 좋게 하고 피부 면의 노폐물을 제거하여 땀샘 피지선의 기능을 높인다.

근육의 마찰은 혈액순환도 좋게 해서 물질대사를 왕성하게 한다.

또한, 마찰하면서 전신 운동도 하게 되므로 이것도 효과적이다.

냉수마찰로 인한 자극의 반복은 특히 피부 혈관의 수축과 확장의 반복을 촉진하므로 피부 혈관의 기능을 활발하게 하고 한·냉에 대한 저항력을 높여 추위를 견디는 데 효과가 있다.

▶ 얼굴 주름 펴기

겨울철 수돗물 냉수는 얼굴 피부를 줄일 수 있다.

냉수로 세수하는 것도 좋지만, 샤워기로 할 수도 있다.

샤워기를 세면기에 거꾸로 놓고 적당한 수압으로 올라오는 샤워기 물에 얼굴을 대고 있으면 된다.

시간은 길수록 좋지만, 적당히 알아서 하면 되고 좋은 결과를 기대해도 된다.

그렇게 하면 생각보다 기분이 참으로 상쾌하다.

집필을 마치며

삶의 욕심은 끝이 없으며
천 년을 살아도 더 오래 살고 싶은 것이 인간의 욕망이다.

삶의 욕심은 끝이 없으며 천 년을 살아도 더 오래 살고 싶은 것이 인간의 욕망이다.

그러나 우리는 생로병사의 테두리 안에서 강건하면 100년의 한정된 삶 속에서 유전 받은 불완전으로 시행착오를 거듭하면서 조용히 생을 마친다.

뒤돌아보면 100년의 수명은 너무 짧은 것이다.

참다운 인생, 참다운 경험, 참다운 행복 한 번 경험하지 못하고 대부분 시행착오의 후회스러운 삶을 산 것이다.

뒤돌아본 인생 모두가 그러하다.

부딪치고 넘어지고 허우적거리면서 경험하지 못한 캄캄한 시행착오의 길을 걸어 왔기 때문이다.

그러나 인간은 나이를 첨(添)하면서 경험했던 실수와 시행착오를 더는 반복하지 않으려고 한다.

'백발은 영화의 면류관이라고 했고 나이는 책보다 낫다.'고 했다.

이 말은 나이를 첨(添)하면서 삶의 경험적 지식과 지혜가 더해진다는 것이다.

사람은 머리에 입력된 대로 살아간다.

사리 분별을 하지 못하는 철없는 어린 시절부터 백발의 경지까지 경험과 지식과 지혜가 다르다.

그 경험과 지혜와 지식은 돈으로도 살 수 없고 책에서도 볼 수 없는 살아있는 지식이다.

노인을 공경하라는 말이 여기서 나온 말이다

필자는 경험적 지혜와 지식을 두뇌 입력의 한계를 벗어나기 위하여 40년 이상 자료를 모으고 정리, 편집, 압축하여 보고 익히면서 생활에 적용하고 있다.

그리고 책을 쓰는 데 활용하고 있다.

나이를 첨(添)하면서 사고(思考)에 조명된 지나온 과거 행적은 실수와 시행착오가 많이 보이고 세상의 이치와 흐름도 보이며 무엇이 옳고 무엇이 그른 것이 보이지만, 이제는 그것을 만회할 한정된 삶의 테두리가 발목을 잡는다.

본서는 필자의 인생 경험을 한정된 테두리 안에서 경험적 상식과 지식의 안목으로 상업적 과학, 과학적 상업의 경로 의존성 묵수성규의 틀을 벗어난 생각의 변화, 그리고 누구도 잘 보려고 하지 않는 등잔 밑의 숨겨져 있고 열쇠 구멍에 잠겨있는 작은 틈 사이로 더 넓고 더 큰 무언가를 볼 수 있었다.

그 무언가가 생로병사의 고통과 슬픔의 한 축이 되는 감기와 구강 질병 그리고 건강의 척도인 물과 미네랄에 대한 오해와 진실을 알리게 된 것이다.

생활에 도움이 될 수 있기를 기대합니다.

필자 양한수 배상

-다음에 나올 책

'작은 것에 유의하라'

사물은 작은 것으로 시작하여 큰 것으로 이루어진다.
일도 작은 것으로 시작하여 작은 것으로 마무리 한다.
작은 것이 없으면 큰 것도 결코 없다.
작은 일 무시하면 큰 일도 결코 못한다.
인생 성, 폐의 열쇠는 작은 것에 충성된 자만의 것이다.

명인은 작은 부분을 더 중요하게 여기고. 기계의 고장은 작은 것으로 시작하고. 명의 편작은 병이 털구멍에 있을 때 고치라고 했고, 개미구멍이 천길 둑을 무너뜨리고, 티끌이 태산을 만들며, 1%의 좋은 습관이 성공을 거두고, 1달러의 가치를 알면 경제학을 알고, 한 방의 방아쇠가 없으면 99발의 총알이 쓸모가 없고, 1%의 희망이 음악 없이도 춤추게 하고, 깨진 유리창 하나가 기업을 망하게 한다는 깨진 유리창의 원칙, 이슬에 맺힌 작은 물방울 사이로 보이는 세상은 아름답기도 하고, 오케스트라에서 한 사람의 화성(harmony)이 깨지면 전체 음률에 혼란이 온다.

우주도 작은 것으로 시작되었다.

물질 우주는 초미립자 분자와 원자로 구성된다.

원자는 양자와 중성자에서 쿼크라는 6개의 더 작은 물질 즉 업, 다운, 스트레인지, 참, 보텀으로 이루어지고 보텀은 쿼크와 대칭되는 6번째의 쿼크를 톱이라고 한다.

무한대의 광활한 우주도 어느 현미경으로도 볼 수 없는 초 미립자로 구성되었다는 사실이다.

여기에 초끈 이론이 한몫을 거든다.

광자와 중성자 그리고 쿼크 등이 10~23승cm의 진동하는 작은 끈이 우주의 상호작용을 통합한다는 꿈의 이론이다.

과학자들은 아직도 양자~반(反)양자 입자 가속기로 또 다른 입자를 찾고 있다.

우주와 지구와 물질 구조는 처음과 끝의 무한대 구조다.

우주도 극미의 작은 물질로 이루어지고, 생물도 극미의 작은 물질로 이루어지고. 일도 작은 것으로부터 시작하고, 생활의 습관도 작은 것으로 만들어지고, 지혜와 지식도 작은 것들로 쌓이기 시작한다.

세상의 모든 것은 작은 것으로 성공하기도 하고 작은 것으로 망하기도 한다.

　작은 것을 무시하는 인생은 절대로 성공을 하지 못한다.

　작은 것에 충성스러운 자만이 성공을 할 수가 있다.

　이것이 작은 것에 목숨을 걸 이유다.

　책에서 자세하게 설명한다.